Seré mamá
por primera vez

Seré mamá
por primera vez

LETICIA PAZ RUBIO ROSAS

Número de Control de la Biblioteca del Congreso de EE. UU.:   2015900846
ISBN: Tapa Dura   978-1-4633-9890-3
                Tapa Blanda   978-1-4633-9892-7
                Libro Electrónico   978-1-4633-9891-0

Información de la imprenta disponible en la última página.

Fecha de revisión: 06/02/2015

Para realizar pedidos de este libro, contacte con:
Palibrio
1663 Liberty Drive
Suite 200
Bloomington, IN 47403
Gratis desde EE. UU. al 877.407.5847
Gratis desde México al 01.800.288.2243
Gratis desde España al 900.866.949
Desde otro país al +1.812.671.9757
Fax: 01.812.355.1576
ventas@palibrio.com
699167

ÍNDICE

DEDICATORIA

A mis hijos Aida y Daniel, PORQUE CRECIMOS JUNTOS,
mis grandes Maestros en esta maravillosa aventura
de Ser Mamá!! Una verdadera bendición!!

AGRADECIMIENTOS

A mis padres que con el simple hecho de darme
la vida, enriquecieron mi existencia...

A todos los niños que se han cruzado en mi camino profesional y
familiar y sobre todo a las mamás que depositaron su confianza
en mis orientaciones para enriquecer el desarrollo de sus hijos...

A Itzi Castilla y Claudia Plascencia, mamás primerizas que con
sus comentarios impulsaron la publicación de este libro

A Lilia Paz Rubio, mi hermana gemela, quien con su sabiduría, me
asesoró en la construcción de mis ideas y con la mano siempre
extendida me dio la guía hacia la cristalización de este sueño...

A mi queridísima amiga – hermana Margarita Ochoa
por sus valiosísimos comentarios y todas las horas
que dedicó a la revisión de este material

Finalmente, y de manera muy especial a mi hija Aida,
quien además de inspirar este libro, revisó todo el material
y dedicó varias horas a su revisión y diseño...

PRÓLOGO

Cuando conocí a Letty hace 30 años me llamaron mucho la atención dos características muy marcadas en ella, la primera fue su gran humildad y honestidad intelectual, nunca había conocido a un psicólogo que fuera capaz de decir: "eso no lo sé", o "no entiendo bien, me explicas?" y a la vez mostrarse tan campante y segura de sí misma. La segunda fue su avidez por aprender, la cual emprendía con un sorprendente espíritu crítico, analítico e investigativo que aún mantiene en todo lo que hace: estudio, trabajo y relaciones. Como persona contagia su entusiasmo y la actitud tan positiva con que enfrenta todas las situaciones de la vida. Creo que este libro que me pidió prologar está impregnado de todas esas características, a las que hay que sumar el cariño y generosidad con las que nos comparte sus reflexiones.

Fue muy grato encontrarme con un libro ameno y de fácil lectura, de principio a fin; se lee como si uno estuviera teniendo una plática personal, de tú a tú, con una amiga muy cercana que de una manera muy amable y sencilla, pero con gran sentido común y a la vez mucha sabiduría, presta toda su atención a nuestras preguntas, dudas y temores.

La mamá primeriza encontrará en estas páginas un acompañamiento solidario y podrá esclarecer muchas de sus preguntas sobre el embarazo y la crianza que Leticia Paz aborda de una manera clara y bien fundamentada tanto en su experiencia como madre y psicóloga infantil, así como en años de investigación y estudio del desarrollo humano y en particular del desarrollo infantil.

El plus a este libro lo da que Letty puso en él todo su corazón, como en todo lo que hace, pero aquí de una manera muy especial ya que se encuentra en la dulce espera de ser abuela por primera vez, no puedo imaginar cuántas ganas y emoción puso en cada página pensando en su hija y su nieto y por esto es que tiene un carácter tan entrañable.

El libro te lleva de la mano a recorrer y conocer el maravilloso proceso de la gestación, sensibilizando e informando acerca de aspectos y situaciones que interesan e inquietan a cualquier mujer que va a ser mamá por primera vez.

Se abordan situaciones y emociones que cuando aparezcan la mamá primeriza podrá reconocer como algo normal o pasajero, lo que la llevará a actuar de manera más segura y tranquila. De igual manera, la lectura de los capítulos dedicados a las primeras etapas del desarrollo del niñ@ la orientarán cuando enfrente situaciones desconocidas, problemáticas o peligrosas, durante la crianza de su bebé; ya que el libro explica de forma muy didáctica las etapas por las que atraviesan todos los niños desde que nacen hasta los 3 años: necesidades del recién nacido, desarrollo motor, afectivo y del lenguaje, la importancia del juego, control de esfínteres y berrinches, entre otros; recalcando siempre que todos los momentos vividos por nuestr@s hij@s, son parte normal y necesaria de una etapa, que hay que disfrutar intensamente, acompañándolos siempre con mucho amor y respeto, en el entendido de que las etapa pasan y se superan cuando menos nos damos cuenta.

Creo que cuando las mamitas primerizas terminen de disfrutar la lectura de este libro, se sentirán más seguras, confiadas y preparadas para enfrentar la maravillosa experiencia de la maternidad, sin olvidar que pueden continuar desarrollándose en los diversos roles que como mujeres elijan, sabiendo que su felicidad y bienestar son requisitos indispensables para el sano desarrollo de su bebé.

Queda este libro para que siempre que lo necesiten puedan consultarlo y sentir a Letty, sentada a su lado, acompañándolas en la milagrosa experiencia de ser mamás por primera vez.

Tú, mujer - madre, eres un sueño, eres la vida.

Margarita Ochoa Bernal

INTRODUCCIÓN

Este libro aparece desde el sitio que ocupo como mamá y como psicóloga infantil durante los últimos treinta años de mi vida. Esta construcción tiene como fundamento la idea de acompañarte con algunos conocimientos y experiencias, en la hermosa aventura de *¡¡SER MAMÁ POR PRIMERA VEZ!!*

Aquí encontrarás algunas ideas que han sido útiles para contribuir a un desarrollo afectivo sano de tu bebé, muchas de ellas experimentadas en carne propia y otras desde la investigación y el estudio constante como psicóloga de ese mundo mágico llamado niñez.

Es muy probable que siendo la primera vez que enfrentarás esta compleja tarea encuentres algunas interrogantes y pienses que tendrás dificultades para *SER MAMÁ*. Es por eso que este texto lo pensé para los inicios de tu embarazo hasta aproximadamente los 3 años de edad, durante este tiempo los cambios suceden uno a otro tan rápidamente que quizás no tengas tiempo suficiente para asimilarlos y acomodarlos en tu vida cotidiana.

Aquí encontrarás algunas ideas iniciales del momento en que supiste que estás esperando un bebé, menciono las preguntas más comunes, también comentarios de algunos acontecimientos que se presentan cuando el bebé llega a casa, conjugando lo que puedes ir observando en tu hij@ así como lo que puedes observar en tu persona debido al cambio hormonal que tiene lugar durante el embarazo así como después del parto.

En el trayecto de los seis capítulos menciono algunas características del desarrollo de tu bebé desde los primeros doce meses hasta antes de ir a una escuela. Es decir, trato de seguir contigo paso a paso desde el comienzo de esta bella experiencia hasta que los primeros signos de independencia tienen lugar.

Las ideas plasmadas en las etapas del desarrollo desde el primer año de vida hasta aproximadamente los tres años de edad, principalmente tienen que ver con la manera en que los niños comienzan a conocer el mundo en el que nacieron, tu papel como mamá y los repercusiones de tu bienestar en el desarrollo sano de tu hij@.

Lo que sucede después de que ingrese a la escuela a tu hij@ podrás encontrarlo en una gran variedad de libros con diversas posturas que podrán seguir enriqueciéndote, si te gusta investigar, te recomiendo que dirijas tu búsqueda hacia miradas profesionales y especializadas en el desarrollo infantil, que cuiden de los valores que hacen plena tu vida.

Quiero pedirte que no trates de saber todo en un solo momento pues poco a poco, paso por paso irás enfrentando todo lo que se te presente, y sabes por qué? Porque tu experiencia será grandiosa ya que si te encuentras esperando un bebé, quiere decir que este es el momento perfecto para ti, que tu sensibilidad y tu intuición están en las mejores condiciones de ser utilizadas en esta grandiosa tarea!!

Este libro está pensando bajo la idea de que para estar en la posibilidad de educar a nuestros hijos física y psicológicamente sanos, son indispensables básicamente dos elementos: *AMOR Y RESPETO*.

RESPETO a la individualidad y al ritmo de desarrollo de cada niñ@. Cada hij@ nace como individuo, único e irrepetible y por derecho propio es diferente a todos. Si, a todos!! Porque cada uno tiene una dotación genética, un ambiente único y una manera única de enfrentar las experiencias de la vida. RESPETO a tu persona, a tus límites, a tus valores, a tu SER.

Para demostrarle el AMOR a tu hij@ será necesario primeramente que TU TE AMES. Erick Fromm en su libro El Arte de Amar habla del amor de la mamá y afirma que este tipo de amor es incondicional y dura para toda la vida.

Yo espero que este libro te sea útil para reconocer el camino que va teniendo lugar en el desarrollo de tu hij@, así como para reconocer en ti el gran SER HUMANO que eres. Para tu hij@ tú serás la primera persona y la más importante, que tendrá como misión "leerle el mundo" para que lo comprenda y sea capaz de construir su propia felicidad con las herramientas que sea capaz de ir construyendo a tu lado.

Tus ojos, serán sus ojos... tus palabras serán las suyas... tus creencias serán suyas también. Seguro estarás pensando "cuanta responsabilidad" y tienes razón... pero te has puesto a pensar que hermoso tesoro le darás? *TU PERSONA!!* Lo mejor que tienes y lo que está dentro de tu completo control. Sin embargo, las formas de recibirte serán su responsabilidad pues tendrá formas particulares de percibirte y amarte.

Si tu hij@ crece en un ambiente lleno de AMOR Y RESPETO, seguramente tendrá la suficiente confianza para atreverse a actuar, a equivocarse, a preguntar, a intentar, a experimentar... y los primeros años que pase bajo tu amor y cuidado serán fundamentales para apoyarle en esta tarea.

> *Cuando amamos a nuestros hijos y les apoyamos a reconocer sus habilidades y virtudes, entonces muy probablemente serán capaces de crear una imagen de sí mismos que les permita amarse y ponerse en contacto con su fortaleza interior para interactuar con el mundo que les toque vivir*

Los hijos no solo requieren alimento y cuidado sino una MADRE FELIZ, disfruta de esto que he plasmado aquí con la única intención de acompañarte en esta aventura que indudablemente transforma la vida de cualquier ser humano. Porque ser mamá es una tarea de 24 horas y para toda la vida!!

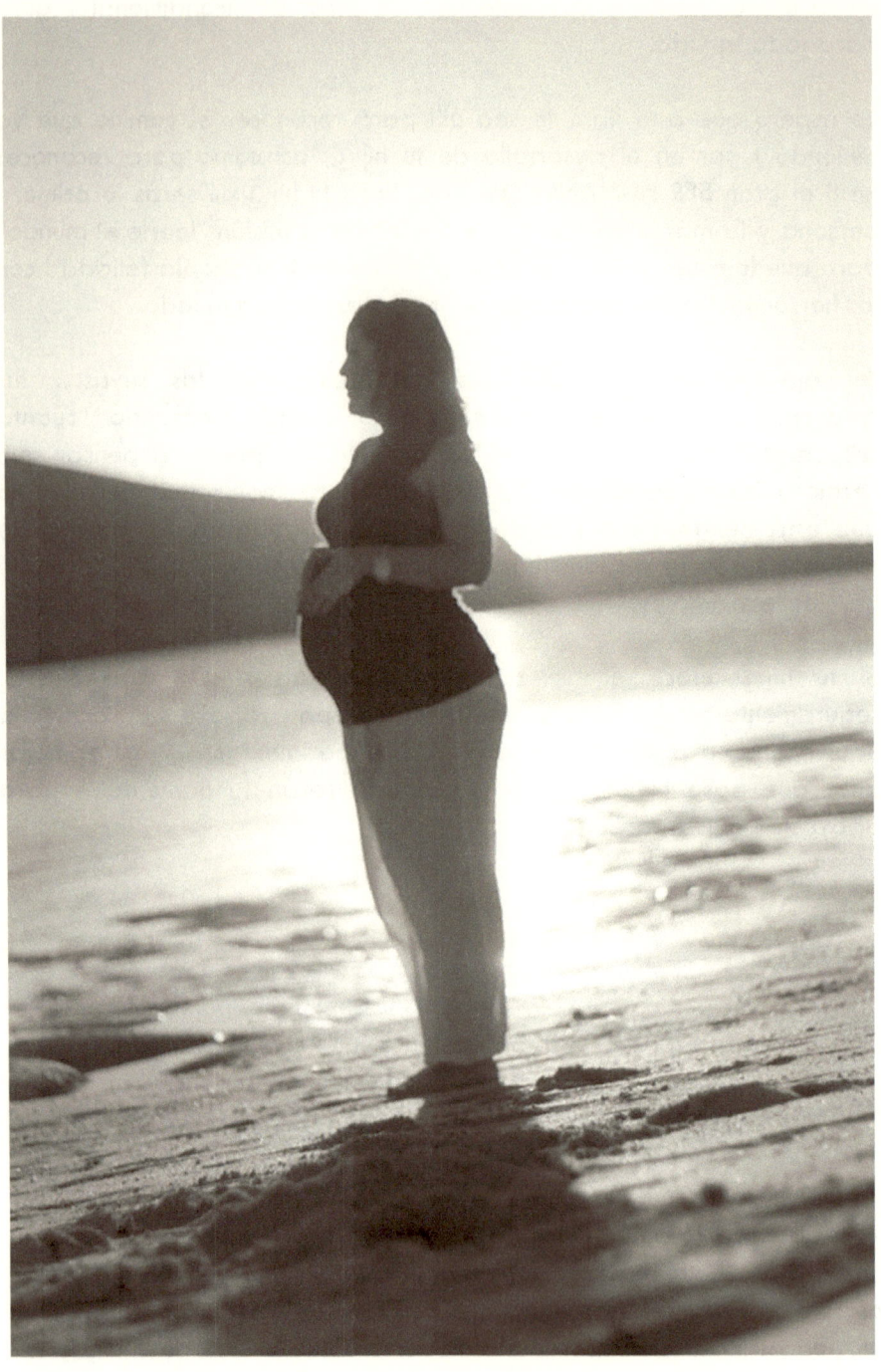

CAPITULO I

∞∞

MI PRIMER HIJ@ VIENE EN CAMINO

∞∞

"Tener un hijo es un compromiso SAGRADO"
Martha Alicia Chávez

En este capítulo te hablaré de algunos aspectos relacionados con tus dudas, tus emociones, tu cuerpo y algunos detalles más respecto a lo que sucede antes del nacimiento de tu bebé.

Cuando te enfrentas a la situación de saber que pronto serás mamá por primera vez, suceden cosas interesantes, por ejemplo: Desde lo emocional podría decirte que esta experiencia puede ser que la inicies en estado de shock, una mezcla de emociones se hacen presentes, van desde el miedo hasta la felicidad, pasando por la sorpresa con una pizca de incertidumbre, lo que te hace querer controlar la situación.

Toma unos momentos para pensar en esto: a pesar de que recibas la noticia con alegría, tal vez te sientas como en un estado de shock, lo que es completamente normal ya que se trata de una noticia que generalmente a la gran mayoría de las mujeres nos cambia la vida completa y significativamente

También, podrías estar experimentando un dolorcito en los pezones, que a veces ni la tela de la ropa es soportable, mucho sueño, o náuseas, quizás se te ha ido el apetito. No existe una regla general, pues cada persona es distinta y en muchas ocasiones existen reportes de que los síntomas, físicos y emocionales del embarazo también son compartidos por algunas parejas de manera inexplicable.

Sucede que ahora tu cuerpo está reaccionando a la presencia de un nuevo SER HUMANO, cuya formación ya está teniendo lugar en tu vientre, entonces te llevará un tiempo acostumbrarte a esta nueva situación. Es por eso, que durante los nueve meses siguientes podrás tener experiencias variadas. También, conforme va pasando el tiempo, aparecen múltiples cuestionamientos como son:

¿qué sentiré?
¿vendrá bien?,
¿qué pasará con mi cuerpo?
¿cómo haremos para mantenerlo?
¿qué sentirá el bebé?
¿qué tengo que hacer, comer?,
¿tengo que sacarme estudios, radiografías ¿qué se hace!!?
medicinas, se toman?
¿doctores? ¿cuáles? ¿ dónde busco?
¿ejercicio…puedo, cómo, cuánto, de qué tipo?,
¿tengo que cambiar mi alimentación?
¿puedo hacer el amor con mi pareja… cómo, cuánto?
¿y qué voy a sentir cuando nazca?
¿duele mucho, aguantaré?
Ay!! pero no sé cómo educar, ¿qué tengo que hacer?
¿qué es SER MAMÁ?

Éstas y un sin fin de preguntas probablemente pasarán por tu mente, al igual que pasan por la gran mayoría de las personas que serán madres por primera vez.

Lo primero y más importante es saber que si estás en esta situación ten la seguridad de que tienes una

SABIDURÍA INTERIOR

que siempre te acompañará y por favor PREPÁRATE, investiga y pregunta lo que creas que es útil para ti en cada momento

Seguramente ahora estarás pensando... Prepárate?!! Cómo?!!!

Lo primero es: escucha tu cuerpo,

Lo segundo es: aprende acerca del desarrollo de los seres humanos, existen muchos libros dedicados al desarrollo del niño y al desarrollo humano. Si aprendes acerca de esto sabrás qué hacer pues un ingrediente importante del amor es el conocimiento.

Cuando comiences a dar la noticia de tu embarazo, aparecerán tantas opiniones, sugerencias y consejos, como personas hay. Te pido que no te inquietes, y recuerdes que cada persona tiene diferentes creencias, diferente grado de conciencia y diferentes experiencias y es a partir de todo esto que emite sus opiniones.

Sin embargo, tu eres una persona única con esta experiencia única y con un grado de sabiduría único también, y todo eso será tu guía y tu apoyo en cualquier decisión que tomes con respecto a tu embarazo y a la crianza de tu bebé

Ahora quizás sientes que ya amas a tu bebé, pero tendrás que conocerlo, cuidarlo, responsabilizarte de ese Ser y además te tocará, junto con tu pareja, si está a tu lado, ser su guía y respetar sus formas de crecimiento, pues ninguna persona es igual a otra "cada uno es cada uno".

Ningún ser humano es igual a otro, por eso es necesario que en tu búsqueda de información vayas seleccionando aquello que sirve a tu caso, lo demás lo irás aprendiendo en el camino a través de la experiencia, por eso es muy importante que te mantengas lo más cercana posible a tu persona, es decir que no pierdas conexión contigo misma.

Quizás te encuentras estudiando, trabajando o realizando algunas actividades que son importantes para ti y por eso quiero pedirte que conserves tus sueños y que tus decisiones se encaminen a aquello que te haga feliz, tu bebé lo agradecerá.

Esto a veces se complica, porque generalmente la atención está la mayor parte del tiempo en el bebé que se está formando, sin embargo, es importante recordar que tú eres la protagonista de tu vida y que al mismo tiempo, también desde el día de hoy, para tu bebé en este momento, tú eres lo más importante.

Simplemente observa, su vida en este momento depende de lo que tú comes, de lo que hagas o dejes de hacer, entre otras cosas. Por eso te pido que consideres que

La primera alimentación que puedes darle a tu bebé desde el vientre es el reconocimiento de que eres una persona UNICA, IRREPETIBLE y MARAVILLOSA que ahora tiene en sus manos la oportunidad de ser una GUIA para un nuevo Ser durante todo su desarrollo, y que necesitará aprender a cuidarse, física mental y espiritualmente

Lo que vas a leer a continuación son algunas ideas que puedes considerar y pasarlas por el filtro de tu intuición para ayudarte a crecer junto con tu hijo en eso de "SER MAMÁ".

Quiero decirte que tu crecimiento como persona y ahora como mamá irá a la par del crecimiento de tu hij@, pues ningún ser humano nace con un manual de funcionamiento, ni existe otro de cómo ser mamá, ni de cómo se trata a un bebé, ni siquiera un hij@ es igual a otro... si tienes hermanos, seguro ya lo habrás notado!!

También quiero decirte que si estás a punto de ser mamá y tienes este libro en tus manos, es seguro que tu hij@ es y será una persona amada y muy afortunada!!, pues el simple hecho de tu interés en conocer algo acerca de esta nueva experiencia es ya un acto de amor, para contigo misma así como para con tu hij@.

La relación con mi bebé...

A veces pensamos que la relación con los hijos comienza cuando han nacido y oh sorpresa!! Existen múltiples estudios, desde el desarrollo humano, que dan cuenta de que la relación de la madre cuando el hijo se está formando es muy importante. Verás, todo influye. Por ejemplo, si el embarazo fue muy deseado, si es producto de una relación amorosa entre los padres, o no; si fue una noticia sorpresiva, o si no fue deseado, pero "ya ni modo, que venga bien nada más", o si tan solo es producto de una circunstancia especial para intentar "lograr" cosas como por ejemplo: "para salvar mi matrimonio" como dicen algunas personas, **todo esto influye** en el futuro de tu bebé.

Existen investigaciones psicológicas especializadas en el desarrollo humano, respecto al impacto que tienen las emociones de la madre en el hij@ cuando apenas se está formando en el vientre. Parece que la presencia de algunas sustancias químicas llamadas neurotransmisores, como es la dopamina, genera en el cuerpo de la madre sensaciones y emociones placenteras como euforia, alegría, energía positiva, motivación, entre otras, que repercuten en la vida del bebé que se encuentra en formación.

Así, una de las primeras cosas que puedes hacer para contribuir al bienestar de tu hij@ es que cuides tus emociones... En este sentido te hará sentir protegida y acompañada involucrar a tu pareja, hazlo partícipe de todo lo que sea importante para ti y disfrútalo, desde organizarse para ir juntos a hacerte análisis, ir a todas y cada una de las visitas a tu médico, contarle lo que se siente que un bebé esté creciendo en tu vientre. Esto es, mientras más partícipe lo hagas podrás sentirte más feliz.

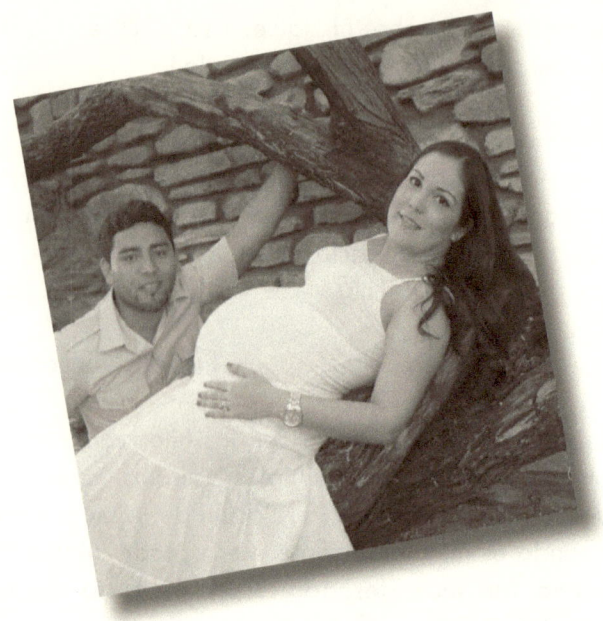

Las visitas frecuentes al doctor pueden resultarte extrañas, pero en cada una de ellas vivirás una hermosa aventura. La primera cita resultará muy significativa pues a través del monitor del ultrasonido podrás ver algo en movimiento, sí eso que se mueve es ya tu bebé!! Y aunque no sientas patadas todavía, podrás experimentar su presencia. A través de estas visitas mensuales irás siendo testigo de los cambios que van sucediendo, es como una magia, mejor dicho como si un milagro tuviera lugar.

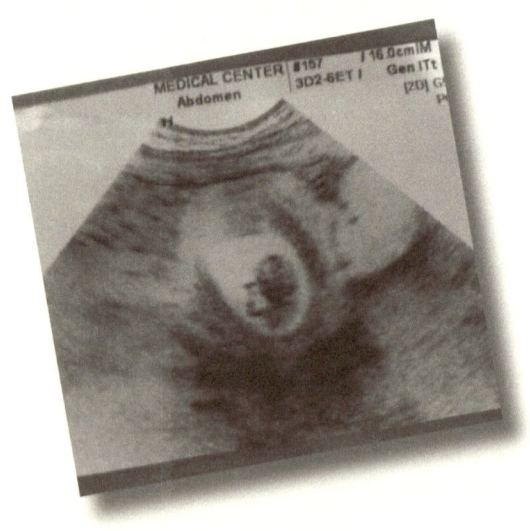

Por ejemplo, aproximadamente a los 4 meses ya conocerás el sexo, a los 5 meses ya podrás sentir por primera vez sus pataditas y diversos movimientos, mismos que poco a poco serán un sistema de comunicación y conexión entre ustedes. Llegará un momento en que notarás que ya tiene horario para despertarse y hacerte levantar para que desayunes. Tu pareja y tú establecerán cariños, formas de comunicación diferentes que serán el inicio de una comunicación y comprensión muy importantes. Comenzarás a observar que el bebé reacciona a todas las muestras de amor que recibe. Incluso en algunas ocasiones te hará saber si la música que le has puesto es de su agrado o no.

¡¡Disfruta esos episodios!! Háblale de lo que sientes al irlo conociendo; desde estos momentos de intimidad, se van formado los vínculos afectivos entre tú y tu bebé, mismos que serán importantísimos para el desarrollo afectivo de tu hij@.

> *Cuidar tus emociones no es dejar de sentirlas, sino asumirlas, vivirlas y aceptarlas.*
>
> *Como en este momento te encuentras en un reajuste hormonal, tus emociones serán variables, es por eso que te pido que cuando te pongas en contacto con una emoción de tristeza, soledad o de miedo habla con tu bebé, quien posiblemente sea depositario de tus emociones.*
>
> *Por favor, platícale, acaricia tu vientre, dile que eso va a pasar, que no es suyo, sino que es parte de ser un SER HUMANO. Agrega todas las palabras que se te ocurran y que creas le darán confianza y seguridad.*

Y mi alimentación…?

Que una persona se forme dentro del cuerpo de otra es… ¡¡un milagro!!!

Mientras eso sucede, una de las responsabilidades que resultan prioritarias si quieres un desarrollo saludable para tu bebé será la de cuidar tu alimentación, para esto, necesitarás guía de profesionales como es un nutriólogo y/o médico de tu confianza.

> *Quiero pedirte que escuches la SABIDURÍA de tu cuerpo y que hagas lo que necesites pensando en tu bienestar y en el de tu bebé, tu cuerpo es SABIO y te guiará, por favor no lo ignores*

Tu cuerpo, cuando tu bebé está en formación, está hipersensible debido al desequilibrio hormonal que tiene lugar en este momento. Te pido que atiendas a las señales que te proporciona como es el caso de los famosos "antojos" [1]. Ahora te explico, supongamos que durante el embarazo sientes como asco al oler cualquier clase de alimento, o bien deseas algo de comer con muchas ganas. Podríamos decir que los alimentos hacia los cuales sientes asco contienen propiedades que tu cuerpo ya tiene y no necesita, por eso los rechaza. Mientras que los que se te antojan contienen los nutrientes que estás necesitando.

Sin embargo, los alimentos que te atraen, cómelos pero cuídate pues pueden hacerte subir de peso más de lo deseable según los parámetros de tu ginecolog@ y esto generalmente los médicos no lo recomiendan debido a que el trabajo de parto puede ser más difícil y traumático para ti y para tu bebé cuando hay exceso de grasa en el vientre de la madre.

Por esta razón es importante que conozcas el tipo de alimentos que también contienen los componentes que te está pidiendo tu cuerpo para que cuides el desarrollo de tu bebé así como tu propio bienestar, para esto la consulta con un buen nutriólog@ puede serte de gran utilidad.

---

[1]   Algunas veces "los antojos" son reportados por la pareja, pero eso sucede comúnmente durante los tres primeros meses del embarazo, aunque pueden continuar por más tiempo.

Y mi cuerpo...?

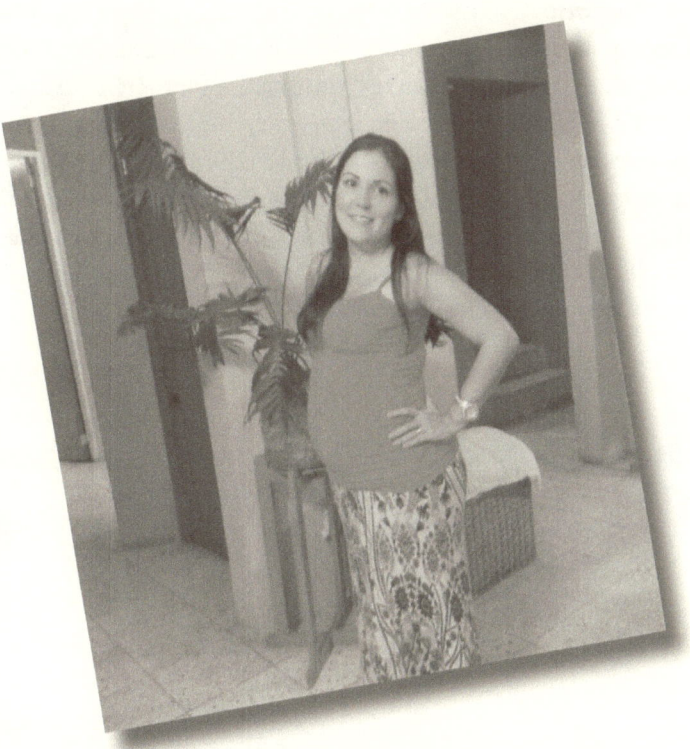

Ahora vayamos a otros aspectos de lo que sucede en tu cuerpo. Puede ser que la sensibilidad también vaya en incremento durante el embarazo. Esto es, algunas veces notarás que te conmueves con cosas que antes ni les ponías atención, quizás te darán ganas de llorar sin motivo aparente, tal vez te entristezcas o te enojes o te pongas muy alegre, eufórica o indiferente por cosas que te habrían parecido absurdas en otros momentos. Esto se debe a que tus hormonas estás haciendo un trabajo muy intenso en tu cuerpo, imagínate!!! Todo tu cuerpo está en una tarea milagrosa... la conformación de tu bebé!!

También, ya habrás notado que la talla de tu busto ha crecido!! Eso es porque tu cuerpo se está preparando para que puedas amamantar a tu bebé a su llegada!!, esto comienza al iniciar el embarazo y permanecerá así también durante el tiempo que lo alimentes. Sin embargo tu talla volverá a la normalidad poco a poco. Esta noticia para algunas personas es muy grata pero para otras no lo es tanto.

Los últimos meses son muy importantes porque durante ellos tu bebé ya se ha formado completamente y ahora sus órganos internos van madurando y creciendo, por esta razón probablemente has subido de peso y esto puede causarte cansancio, también quizás notes que vas más frecuentemente al baño pues hay poco espacio en tu interior, y te levantarás varias veces al baño durante la noche. Algunas personas durante los últimos días prefieren dormir con almohadas en la espalda, un poco sentadas, de tal suerte que les permita tener la cabeza inclinada hacia atrás, para permitir fluidez en el diafragma y permanecer por más tiempo durmiendo.

> *Recuerda que la sabiduría de tu cuerpo te llevará a tomar las posturas más cómodas y saludables tanto para ti como para tu bebé. Por favor mantente en contacto con él*

Se acerca la fecha...

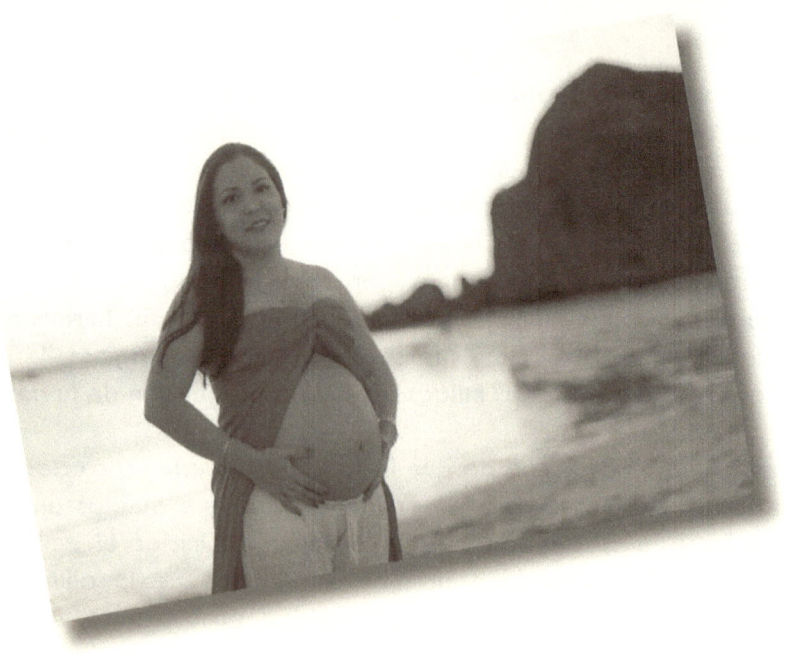

Si durante el embarazo decidiste acudir a un centro de preparación prenatal ya sabes muchas cosas respecto a cada etapa de formación de tu hij@ dentro de tu vientre, y quizás ya conoces algunos ejercicios de respiración y tendrás mucha información respecto a lo que puede suceder a la hora del parto. La decisión de la forma en que darás la bienvenida a tu bebé es algo importante pues tendrás que elegir la que te haga sentir más segura y confiada.

Estoy convencida de que la naturaleza es tan sabia, que basta con poner atención y observarla para saber que todo lo que sucede alrededor del embarazo nos va preparando para ser madres.

Cuando se aproxima la fecha que el médico te dio como probable del nacimiento, posiblemente te sentirás inquieta, a veces queriendo que ya sea el parto, a veces deseando que se retrase más, que te duermas y al despertar ya haya pasado todo, y tener a tu hij@ en los brazos. Te pueden surgir muchas preguntas como por ejemplo:

¿cómo sabré cuando ya va a nacer?
¿es mejor por cesárea o parto normal?
¿cómo nacerá, bien?
¿cuánto tiempo durará?
¿cómo sabré diferenciar cuando sea ya el trabajo de parto?
¿me dolerá mucho?
¿qué tengo que llevar al hospital?
¿y si se tarda?
¿podré verl@ en cuanto nazca?
¿tendré leche para amamantar?

Quiero decirte que para todas estas preguntas no existe una sola respuesta, pues depende de tu organismo, de tus creencias, de tus experiencias y de la información familiar que has recopilado.

En este momento te pido que consideres tus necesidades y las expreses, por ejemplo, si te hace sentir segura tener a tu pareja a un lado, exprésalo y pídelo; si necesitas tener a la persona que te acompaño en la preparación prenatal como es en algunos casos, pídelo; también si necesitas investigar hazlo o si no quieres también está bien!!... lo que te quiero decir es que la inquietud que puedas sentir es muy natural ante un evento por demás importante en tu vida y además impredecible. Pero quiero pedirte un favor trata de que tu pensamiento, sentimientos y acciones permanezcan en la misma sintonía y además en el día de hoy

CONFIA... todos los seres humanos hemos nacido en circunstancias variadas y exitosas, llénate de amor y de entusiasmo para recibir a tu hij@...

Sabes qué? Una de las definiciones de la palabra entusiasmo es estar en conexión con la fuerza y la sabiduría divina, así que tu entusiasmo es y será el ingrediente principal para este gran acontecimiento!!

La incertidumbre es natural porque por un lado, ya quieres conocer a tu bebé, escucharlo, olerlo, sentirlo; también ya quieres que tu peso cambie y deseas cansarte menos, dormir toda la noche, sentirte más ágil, quizás piensas que puedes ser la persona que eras antes del embarazo, pero te digo una cosa? Esto nunca sucederá!!... Créeme ser madre te cambia la vida en definitiva!!

CONFÍA en ti y en la naturaleza, el momento del parto es mágico y único, difícilmente lo olvidarás, pero sobre todo cuando escuches el llanto de tu bebé sabrás de lo que hablo.

Si es posible que tu pareja te acompañe en este momento sería ideal para los tres, pero estas decisiones tendrán que ser bien pensadas y considerar todos los factores posibles

En esta etapa quizás pondrás mucha atención a las pláticas de personas que ya han tenido hijos, y también le preguntarás tus dudas a gente que amas y que es de tu confianza. Pero no olvides que cada persona es diferente y que cada quien "habla según le fue en la feria".

Ahora el acompañamiento de tu médico es muy conveniente, tener su teléfono a la mano será muy importante. También procura tener ya listo el lugar donde recibirás a tu hij@, además de la maleta con la ropa que usarás tú y tu bebé cuando haya llegado a tus brazos

Cuando tu bebé llegue, una cosa que puede darte mucha tranquilidad es investigar todo lo relacionado con las formas de amamantar, el cuidado de tus pezones y en general de los cuidados de tu cuerpo, como es la higiene y las fajas que recomiendan al término del parto.

Todo esto es muy sencillo y placentero, solo que hay que tener ciertos cuidados, mismos que la enfermera o tu médico mencionarán con toda oportunidad. Pregúntales todo lo que te haga sentir inquieta, pues es muy importante que estés tranquila.

Cada médico y cada época tiene sus particularidades, pero si tienes oportunidad pregunta a tu madre por su propia experiencia, eso te llevará quizás a reconocer algunos aspectos que tienen que ver sólo con tu familia, y por lo mismo te generen mayor seguridad, pero recuerda tú eres la que elije.

Solo recuerda que ante lo desconocido y la incertidumbre es normal sentir miedo. Por eso te pido que disfrutes cada momento no importe lo que traiga, seguro que estás preparada, de otra manera no estarías teniendo esta experiencia.

Así es como, desde que sabes que estás embarazada hasta que tengas a tu bebé en tus brazos se harán presentes una mezcla de emociones, mismas que ni siquiera me atrevería a describir, lo único que puedo decirte es que tus hormonas están en franca fiesta y así como sentirás ganas de llorar, también de reír... pero lo más bello será agradecer el privilegio que tienes como mujer de ser la protagonista de este hermoso *MILAGRO!!*

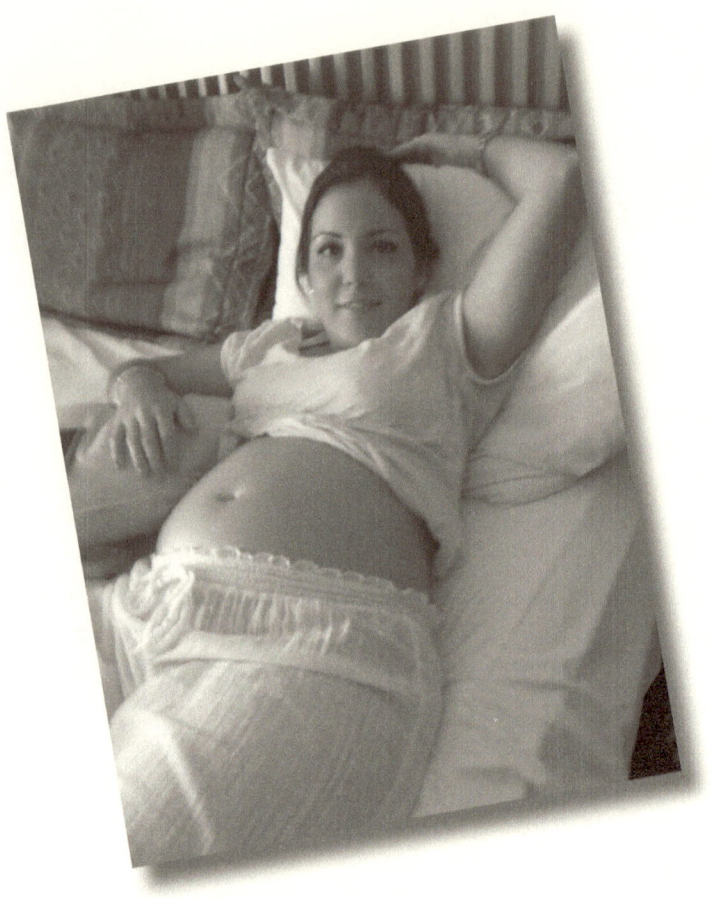

CAPITULO II

¡¡MI BEBÉ HA LLEGADO!!

**"Una madre feliz es garantía de que es
Una buena madre"
Erick Fromm**

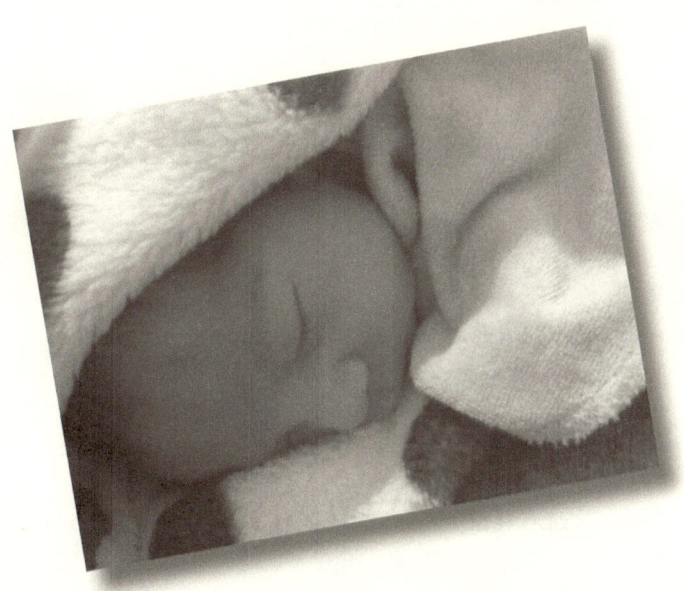

Ahora estaremos dentro del terreno de los primeros encuentros con tu bebé, experiencias múltiples y enriquecedoras que te harán experimentar qué es eso de ser madre y el camino que puedes elegir para acompañar a tu bebé en su desarrollo.

Cuando tengas a tu bebé en brazos, probablemente te llenarás de múltiples sentimientos como alegría, agradecimiento, intranquilidad, a veces pensarás que es mucha responsabilidad, ¡¿cómo, ahora un ser humano, tan indefenso depende completamente de ti?!

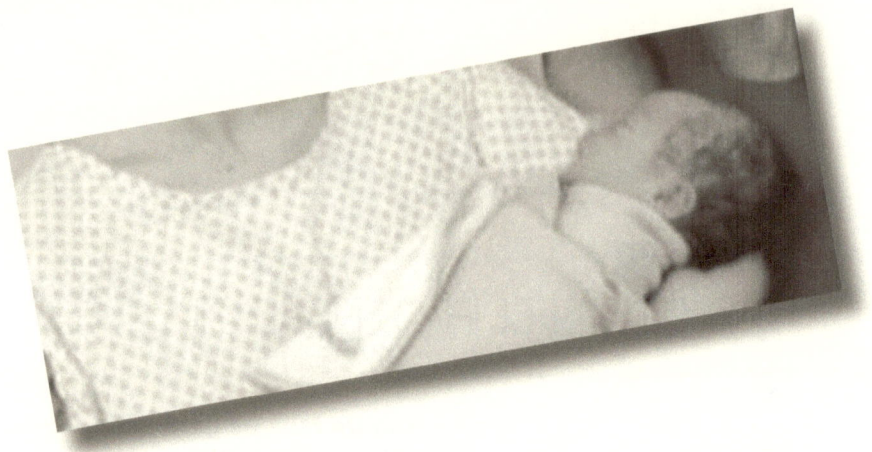

Pareciera que ahora todo se complica, y las interrogantes vienen como una cascada, respecto a tu bebé:

¿Con leche materna o con fórmula?
¿Cuándo ya tendré leche para alimentarl@?
¿Cuál es la mejor forma de amamantar?
¿Cómo se cuida la hora de la comida?
¿Cada cuándo le voy a dar de comer?
¿Cuántas horas va a dormir?
¿Cuándo llora tiene cólicos?
¿Cómo tengo que cuidar el pedacito de ombligo que tiene?
¿Cuándo tenemos que visitar al pediatra?

Otras preguntas que aparecen frecuentemente respecto a tu persona:

¿Qué cuidados debo tener para mi cuerpo después del parto?
¿Para qué se usa una faja?
¿Qué está permitido comer?
¿Puedo hacer esfuerzos o quehaceres de la casa?
¿Tengo que guardar alguna dieta especial?
¿Medicamentos, puedo tomarlos?
¿Relaciones sexuales?

Muchas de estas preguntas podrás responderlas con personas especializadas y con tu familia, tus decisiones serán muy importantes pues habrá posturas muy diferentes en las personas que te rodean, pero te suplico que consideres lo siguiente...

Lo importante será que cuides tus emociones pues ellas también formarán parte del alimento de tu bebé y la decisión que tomes tendrá que ser la que te haga experimentar paz interior, no importa que ésta sea diferente al resto de las personas que te rodean.

Las ventajas de la leche materna son múltiples y están bastante bien documentadas en artículos médicos, pero recuerda la mejor decisión será aquella que te proporcione paz interior

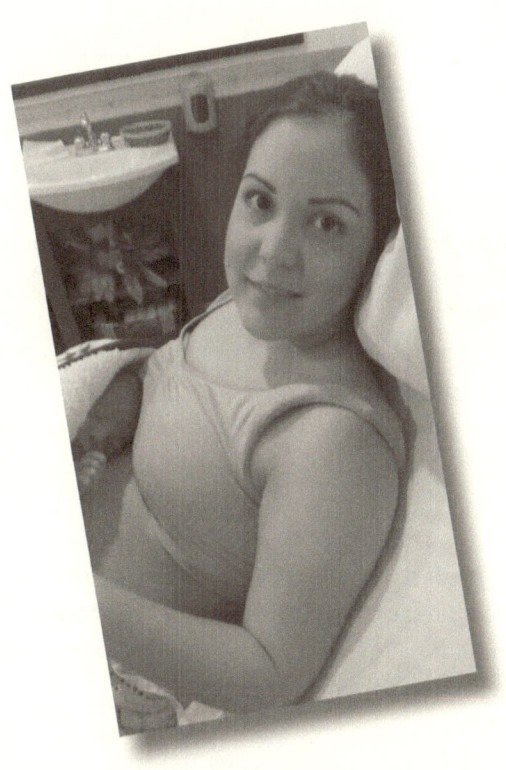

Cuando ya se encuentre tu bebé contigo, el primer reto que tendrás será observar las condiciones de su alimentación, podrás notar que comerá tan seguido que los horarios que te estipule el médico serán casi imposibles de conseguir, pues en esta época lo principal es comer y dormir como parte de la continuación del desarrollo que tuvo lugar en tu vientre. Ambos comida y sueño serán muy importantes para el bienestar de tu bebé, y para ti también!!!

> Si decides darle pecho tendrás que cuidar tu alimentación cada día, pues la calidad de la leche que le alimentará dependerá de la calidad de tu alimentación. Parece como magia. Ahora tendrás que elegir de acuerdo al bienestar de tu bebé y no de tus antojos como lo hacías antes. Pues si algo no puede digerir, su llanto y malestar te lo comunicarán de inmediato

Te sugiero que establezcas contacto con tus emociones cuando estés alimentando a tu bebé pues la conexión que pueda existir entre ustedes también cobra relevancia, para tu tranquilidad y para el desarrollo de tu hij@. Finalmente esto es una experiencia nueva, establecer contacto con tus sensaciones durante el amamantamiento, hará que no pierdas la conciencia de la riqueza de tu SER.

Cuando estás amamantando las sensaciones que experimentes pueden ser muy variadas desde placer, alegría, tranquilidad hasta un poco de dolor cuando hay grietas en los pezones por la hipersensibilidad de la piel, y lo maravilloso de todo es que es NORMAL.

Lo que suceda en tu cuerpo es parte de un proceso, recuerda que durante nueve meses tu cuerpo se fue transformando y ahora le tomará un tiempo equivalente volver a reacomodarse, por eso es necesario que utilices la faja como te lo indiquen, así como observar las indicaciones en tu alimentación, pues...

Tu bienestar también es alimento para tu hij@, tú mereces vivir esta experiencia en la mayor tranquilidad y armonía posibles, pero tú misma tendrás que generarla con las decisiones que vayas tomando día a día, en cada situación.

Así que por favor, te pido que procures tu bienestar, bajo cualquier circunstancia

Enseguida vas a leer algunos aspectos que podrán darte una idea de lo que vas a ir viviendo estos primeros días, y que a lo mejor tienen que ver con tus inquietudes...

¿Por qué llora?

El llanto es la primera forma de comunicación del niñ@, a veces es porque tiene hambre, a veces porque tiene frío o calor, porque está incómodo, porque se ha hecho pipí o popó en su pañal, porque tiene sueño o porque tiene gases, cólicos o le duele algo...

¿Cómo saber?... Esto lo irás aprendiendo conforme observes a tu hij@ y conforme hagas diferentes observaciones y ensayos, recuerda que tu hijo y tú ya están estableciendo un estilo de comunicación...en poco tiempo podrás, como nadie, diferenciar cada situación tan fácilmente que te sorprenderás de reconocer cada una de sus necesidades!!.

Cuando el llanto es de hambre... Podrás saberlo tan sólo checando la hora en la que comió la última vez... los bebés cuando tienen hambre experimentan un dolor en el estómago semejante al que tú has sentido cuando dices "me gruñen las tripas de hambre" solo que en el caso del bebé es mucho más fuerte, es como si lo multiplicaras por diez.

Existen varias posturas respecto a la frecuencia con la que hay que alimentar al bebé, algunos médicos recomiendan darle cada tres horas, pero quiero decirte que en la gran mayoría de las veces las tres horas serán contadas desde que INICIA su alimento, no desde que terminó la toma anterior, y como usualmente comen y duermen y siguen comiendo y siguen durmiendo, entonces resulta todo un reto identificar las horas que ha pasado sin alimento.

Confía en tu sabiduría, la naturaleza es tan sabía que tu sueño se tornará más ligero y tu estado de alerta se agudizará de manera natural, hasta querrás escuchar su respiración para estar tranquila, y cuando duerma más de lo que tú esperas, empezarás a inquietarte, quizás hasta le llames al médico de tu confianza para preguntarle si lo tienes que despertar para darle de comer.

Sin embargo, te ruego que no olvides que parte del alimento que necesita es DORMIR, ya que es imprescindible que se reponga de ese momento milagroso que es momento del nacimiento. Cesárea o Parto Normal, este paso es traumático pues el cambio de ambiente para el bebé es drástico.

> *Podrás optar por la sabiduría que ya tienes para este momento, muchas mujeres eligen la "demanda libre", es decir cuando el bebé lo pide, sin considerar el horario.*
>
> *En este caso, tu decisión indudablemente será la más acertada pues estará guiada por el amor y esa comunicación única entre ustedes*

Cuando el llanto es de frío... Seguramente encontrarás que tu hij@ está orinado y se ha enfriado; puedes tocar su abdomen, justo donde terminan las costillas, con tu mano tibia, si sus manitas y pies, están fríos, seguramente que tiene frío, tan sencillo como cambiarle el pañal, taparlo y abrazarlo un rato pues el cuerpo de mamá y papá son los mejores cobertores para un bebé en estas condiciones.

Otras Consideraciones Generales

El Ombligo...

Una parte importante y que frecuentemente es desconocida para muchas personas, es el cuidado del ombligo. Verás, a través del ombligo tu bebé y tú estuvieron unidos, fue el lazo a través del cual lo cuidaste durante el tiempo que estuvo en tu vientre. Ahora que ya tienes a tu bebé en brazos, el ombligo se ha convertido en un pedacito de piel que tendrá que "secarse" y caerse. Para que esto suceda, cada vez que lo bañes le cuidarás esa parte como tu médico te haya indicado, algunos recetan solo medios de limpieza específicos, como asegurarse de mantener seca esa parte, otros recomiendan algunas gotas "secantes" para propiciar su desprendimiento.

En fin, pueden sugerirte múltiples formas de cuidarlo, sin embargo, el objetivo será evitar alguna infección en esta área. Este proceso varía de bebé a bebé pero podríamos decir que no pasará del primer mes de vida para que esa partecita de ombligo se caiga.

El Cambio de Pañales...

Algunas mamás primerizas también se cuestionan que tan frecuentemente tendrán que hacer un cambio de pañales. Para dar respuesta a esta pregunta, quiero decirte que poco a poco tu vas a ir calculando los tiempos, y más que tiempos es como acontecimientos pues dependerá en gran parte de su ritmo de comida, de sueño, etc. Te sugiero que antes de cambiarlo "te asomes" o "toques" el pañal, para asegurar que eso es lo que necesita, pues es frecuente que los pañales sean cambiados cuando todavía están secos!! Y algunas veces ya no es posible reutilizarlos.

La experiencia de los pañales es particular y cada persona toma decisiones de acuerdo a los ensayos que ha realizado. El objetivo es proteger la piel de tu bebé y que permanezca en un ambiente cálido y confortable, marcas, materiales y formas sobran en el mercado. Mi opinión es que las personas que tienen hijos un poquito mayores que el tuyo ya tienen información actualizada de las opciones actuales, y preguntarles puede ayudarte a hacer una mejor elección.

Los Cólicos...

Respecto a la presencia de los cólicos existen varias creencias, algunas personas dicen que se presentan gracias a la elección de tus alimentos, otras dicen que son gases, tu pediatra tendrá también sus argumentos. Sin embargo cada persona tiene sus propias vivencias y creencias al respecto.

En resumen, cada una de las mamás, familiares, amigos, etc. que te visiten te dirá cosas que tienen que ver con algunas de estas interrogantes. Sin embargo, cada niño es cada niño, cada doctor es cada doctor y también cada mamá es cada mamá.

Te repito, siempre tu intuición hará que tus decisiones sean las más certeras. Si el papá de tu hij@ está presente, será muy importante que sea partícipe de este nuevo estilo de vida y que las decisiones las tomen juntos, siempre pensando en el bienestar del bebé y en el tuyo como mamá pues en esta etapa es muy importante que tú te sientas tranquila y feliz!!

> *Ahora es momento de disfrutar cada minuto... además de tu doctor, solicita la opinión de tu mamá o de alguien a quien le tengas mucha confianza, alguien a quien admires como mamá para que te oriente en esas pequeñas cosas ... eso te harán sentir tranquila.*
>
> *Sabes? Tu tranquilidad es uno de los mejores alimentos para tu bebé. En este momento parece que son una persona y por eso es tan importante que ... te cuides con el mismo esmero que cuidas a tu hij@*

Nuevas Relaciones

Ahora, toda la atención es para el bebé... la abuelita, el abuelito, los tíos y tías, amigos, etc. Todos ellos pasarán a segundo plano, ahora tu hij@ acaparará tu atención y la de las personas que les rodean.

Como podrás notar, ahora no sólo existe la relación de
tu hij@ con tu pareja, misma que será muy importante,
sino que también cada uno de los integrantes de la familia
establecerá una relación específica con el bebé.

Esto es, se estará construyendo la relación mamá–bebé, y también
la relación papá–bebé, y además la relación mamá-papá sufrirá
cambios importantes. Estas relaciones se irán construyendo a medida
que se tome conciencia de los pensamientos, sentimientos y actos que
esta nueva situación genera en tu vida. Desafortunadamente, los hijos
no traen manual que nos indique cómo funcionan ni como se tratan,
además cada persona tiene formas particulares para relacionarse con
sus seres queridos.

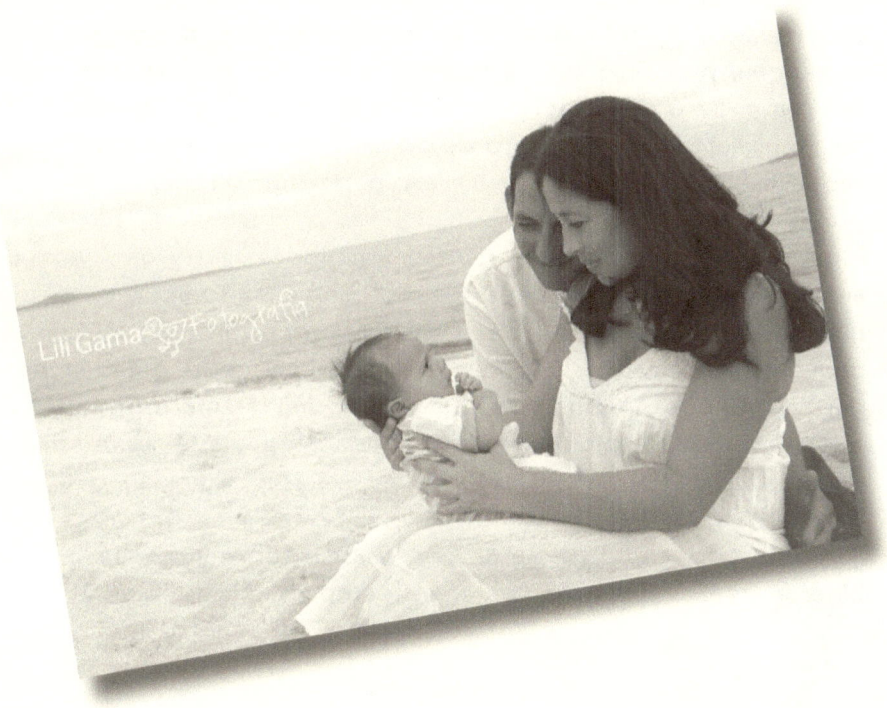

Si tú y tu pareja viven juntos y solos con tu hij@, a veces sucede que el papá comienza a experimentar una especie de "celos", pues si antes en tu hogar, tu atención era sólo para tu pareja, ahora la situación ha cambiado, debido al tiempo que requiere el bebé para ser amamantado y cuidado por su mamá, o sea tú!! Todo esto es nuevo ya que el bebé demanda constantemente de tu atención pues eres quien lo alimenta, tu tiempo se verá reducido considerablemente, incluso para el cuidado de tu persona. Sin embargo, poco a poco irán tomando ritmos que favorezcan el bienestar de todos los miembros de la familia ante esta nueva situación.

La cantidad de TIEMPO que dediques a cada una de tus relaciones ahora no importa tanto como la CALIDAD de las mismas

De repente te darás cuenta de la rapidez con la que las horas transcurren, pareciera que te encuentras en otra dimensión. Es posible que comiences a preocuparte por sus horas de sueño, por su respiración, por su alimentación, su manera de dormir, por todas las maravillas que encierran el conocimiento de una nueva personita: TU BEBE.

Algunas veces harás planes y serán cambiados, una y otra vez pues en mucho dependerá del estado del bebé. Sin embargo, te pido que diseñes algún tiempo de diversión y esparcimiento, aunque sea pequeño, alguna actividad que te haga centrar tu atención en tu persona, en otra persona o en alguna situación distinta para que no te agotes y puedas retomar con energía y entusiasmo este nuevo estilo de vida, de *SER MAMÁ!!*

Por otra parte, podrás optar por amamantar a tu bebé o darle biberón, pero... sea como sea, en esta etapa no olvides que...

Los brazos maternos, o sea tus brazos,
son INSUSTITUIBLES... ni la misma Virgen podría sustituirlos
durante el PRIMER AÑO DE VIDA de tu hij@.

En este tiempo se construye un fuerte lazo afectivo entre
ustedes que resulta determinante para la formación de los
cimientos de lo que será un desarrollo psicológico sano

Ahora es el momento de que reflexiones en que tanto tú como las personas que te rodean, tu pareja, abuelos, tíos, o quien sea, serán las ventanas a través de las cuales tu hij@ mirará el mundo... Pero la persona más importante, en este momento, de la vida de tu bebé ERES TÚ.

Acerca de tus Sentimientos...

Dijéramos que en este momento podrás experimentar algunos sentimientos encontrados, por una parte podrás sentirte dichosa y feliz al tener a tu hij@ en tus brazos, y también probablemente te sientas vulnerable, esto quiere decir que no entenderás porque estás sensible con cosas y acontecimientos que quizás antes ni tomabas en cuenta.

Por ejemplo, a veces sucederá que un ser querido o tu pareja no te saluden o se vayan sin despedirse de ti, porque el bebé acaparó su atención, esto podría hacerte sentir triste o decepcionada. Quizás aparezca una sensación de que has sido borrada de figuras importantes para ti. Pero sabes? Lo mismo pasa a todos los integrantes de la familia, todos desaparecen!!! En este momento, es como si el resto del mundo se hubiera vuelto invisible!! Ahora la estrella principal de la escena familiar es el bebé y lo será por algún tiempo.

A pesar de que en este momento ya tienes a tu bebé en brazos, quizás puedes notar también un gran "vacío". Sí, un vacío en el vientre, vacío de estilo de vida, vacío de tiempo, es una especie de duelo que puede ocasionar que "no encuentres tu lugar". También algunas veces llorarás sin razón aparente, otras veces no alcanzarás a comprender las demandas de tu entorno.

Es como si se hubiera borrado del mapa tu persona para dar solo entrada a ese personaje llamado **MAMÁ**.

Quiero que sepas que esta hipersensibilidad se debe a que tus hormonas están tratando de equilibrarse nuevamente después del trabajo que han tenido que hacer para concretar este increíble milagro!!

> *Comprender lo que te pasa será esencial para tenerte paciencia, amarte y valorarte, recuerda que tu hijo aprenderá a SER FELIZ, gracias a que tú sabes cómo SERLO*
>
> *Conocimiento, Comprensión, Respeto y Cuidado serán los ingredientes principales para esta tarea.*

Para esto, quiero pedirte que dimensiones algunas implicaciones de este gran Milagro, quizás te apoyen para lograr la comprensión de lo que ahora te encuentras viviendo.

Primero

Este reacomodo de hormonas no durará mucho tiempo, es solo parte del proceso de cambio por esto te pido que seas honesta con tus sentimientos y los dejes fluir, vívelos, y si así lo deseas, llora cuantas veces quieras, eso te hará bien. Si quieres comunicarte con tu pareja hazle notar que tus lágrimas ayudarán a que recobres el equilibrio con mayor rapidez y es por eso que no te conviene reprimirlas.

Segundo

Como te mencione antes, ahora como la mayor parte del tiempo la pasas al lado de tu bebé poniendo toda tu concentración y tus atenciones, probablemente sientas la necesidad de fortalecer la cercanía con tu pareja, por ello te sugiero que propicies momentos a solas, no importa que sean apenas unos minutos, pueden dedicarse tiempo **solamente** para ustedes, donde la atención mutua y la manifestación de su cariño sigan siendo los lazos que unan a su familia, hoy con un nuevo integrante.

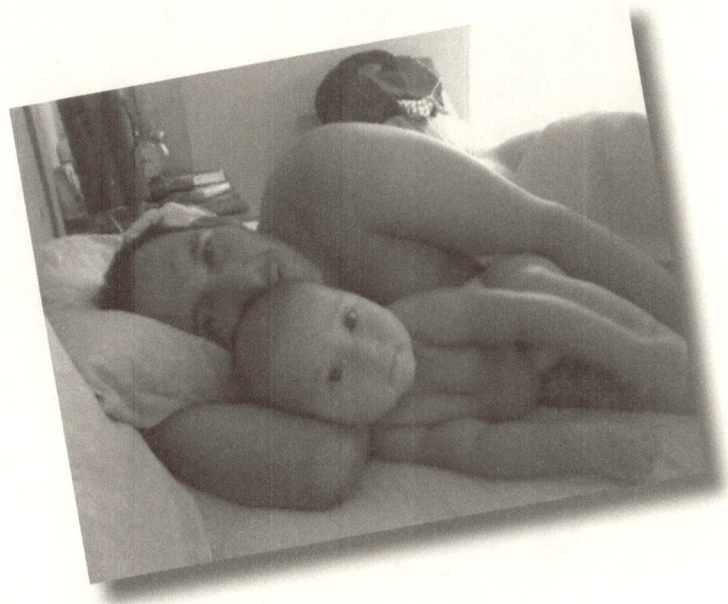

Si deciden salir de la casa será muy importante que tengas la suficiente tranquilidad de que el bebé se encuentre en buenas manos, para que puedas realmente disfrutar de esos momentos.

Tercero

Respecto a tu pareja, a pesar de que por momentos lo notes "fuera" de las exigencias que hoy vives respecto al bebé, quiero decirte que es el único y más importante sostén para ti y por consiguiente de tu familia. Verás, el cansancio natural por este cambio de vida hará que necesites de un soporte emocional y físico que principalmente desempeña el papá, quien sosteniéndote a ti, automáticamente estará protegiendo a ambos. Seguramente que en esta condición podrás descansar tranquilamente sabiendo que él puede hacerse cargo, confiando plenamente en sus cuidados porque además él también ama al bebé con la misma intensidad que tú. Por esto, quiero enfatizar que la comprensión mutua, será el mejor regalo que podrán darle a su hij@.

Disfruta esta etapa como todas las siguientes. Ahora por ser la primera experiencia, tus sentimientos relacionados con el cuidado de tu bebé te harán modificar algunas cosas que serán pasajeras. Poco a poco todo irá equilibrándose y tu tranquilidad irá cobrando más terreno, lo que hará que cada día disfrutes esta maravillosa vivencia de **SER MAMÁ POR PRIMERA VEZ!!**

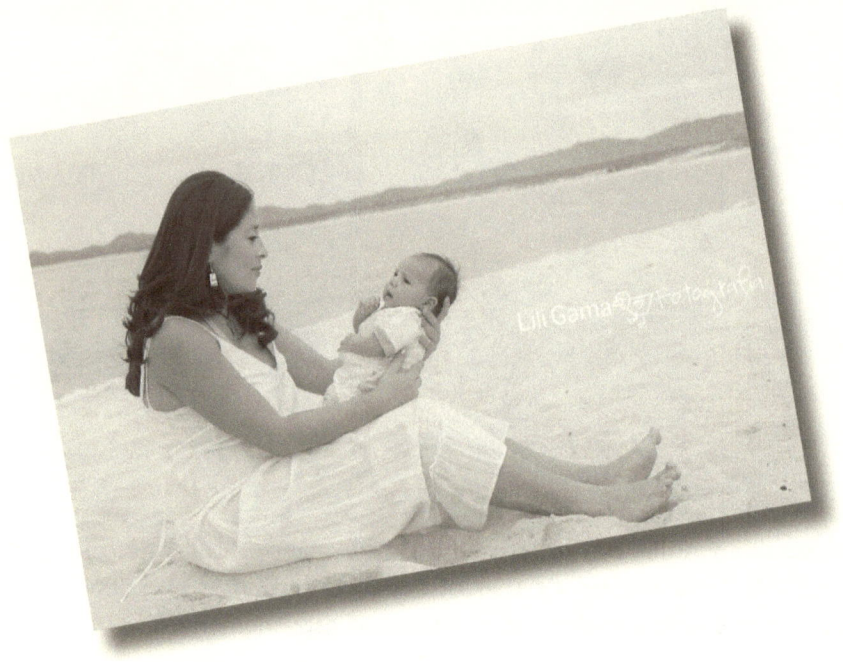

CAPITULO III

~~~~~~

¡¡MIS PRIMEROS DOCE MESES COMO MAMÁ!!

~~~~~~

Durante el primer año de la vida de tu hij@ tendrás muchos aprendizajes, algunos vendrán de la observación de tu bebé y muchos otros de la observación que realices de ti misma, en este tu nuevo rol de mamá. Por ejemplo, serás testigo y el principal actor de la forma de su alimentación, verás cómo van avanzando sus posibilidades de movimiento, y también presenciarás una cosa maravillosa... que tu hij@ empezará a resolver pequeños problemas, gracias a tu acompañamiento y a tu apoyo.

El inicio...
Una nueva estructura familiar

La construcción de una familia es una tarea que concierne a todos los integrantes, pues se dan relaciones especiales en cada uno de los miembros que la componen. Con la llegada de tu bebé te darás cuenta que criar a un niñ@ no puede seguir ningún patrón, pues una cosa que caracteriza a **TODOS** los seres humanos es que **TODOS SOMOS DIFERENTES,** lo valioso de tu experiencia es precisamente estar consciente de tus necesidades y de las circunstancias que te rodean. Pero, cualquier niñ@ de cualquier sociedad tiene similares necesidades físicas, afectivas e intelectuales y POR ESO...

...resulta necesario conocer la naturaleza de los niñ@s para que tú como la ÚNICA MAMÁ que tiene, lo apoyes con el diseño de ambientes naturales que favorezcan su desarrollo... según tus valores y prioridades

Por tu parte, estarás sorprendida de cómo tu oído es mucho más fino y sensible que antes de la llegada de tu bebé, también comenzarás a "sentir" sus necesidades, sin explicarte cómo, descubrirás un lenguaje no verbal entre ustedes dos. Por ejemplo, sabrás como nadie y de manera intuitiva si está mojado, si tiene sueño, o le duele algo, entre otras cosas. Los dos, tu bebé y tú, irán construyendo un espacio donde nadie puede entrar, muchas veces ni siquiera el papá. Esta situación a veces coloca a tu pareja en un sitio diferente al que estaba, pues antes el tiempo que dedicaban a realizar planes conjuntos era más largo y predecible, ahora todo depende de las prioridades del bebé.

Me explico un poco más, antes de que el bebé existiera, tú y tu pareja quizás disfrutaban mucho de estar juntos, y ahora esto va a cambiar irremediablemente ya que el bebé pasará comiendo continuamente prendido en tu pecho, si decidiste por ese camino. Pero, de igual forma si le das biberón pasará mucho tiempo comiendo, entonces el tiempo que tu dedicabas a estar con tu pareja a solas se va reduciendo casi imperceptiblemente.

No solamente por la alimentación sino porque además observarás que tu bebé duerme muchas horas en estos primeros tres meses y frecuentemente experimentarás cansancio o quizás poca energía o bien escasa disposición para tener momentos íntimos situación que hace que los encuentros románticos vayan aminorando con tu pareja, esto provoca que poco a poco el papá no encuentre su lugar.

Por un lado, tu tiempo y tu energía en gran mayoría estará ubicada en tu bebé, la leche, los cuidados post parto, entre otros.

Por otra parte, esta nueva experiencia además de atender a las necesidades de este nuevo ser, a ti, te ha comenzado a transformar desde otros ángulos. Es decir, ya no sólo eres la esposa o pareja sino ahora eres también **MAMÁ,** tus roles en esta familia se han multiplicado, y es probable que en ocasiones te sientas entre la espada y la pared, deseando ser capaz de dividirte para tener a ambos cerca y con tiempos iguales, sin embargo tendrás que establecer prioridades, en las que te suplico pongas el bienestar de tu persona en primer lugar.

Estos momentos en ocasiones se presentan con algunos retos y por eso quiero hacerte algunos cometarios...

Primero...

Es muy importante que tu pareja sepa que es una figura muy significativa y útil en este momento pues tan sólo al sostenerte a ti se encuentra automáticamente sosteniendo a toda SU familia, pues en este momento el bebé depende exclusivamente de ti... pero ambos de EL...

Así que te recomiendo que le hagas saber lo importante que es para ti su apoyo en esta nueva experiencia, hazlo de cualquier manera que te funcione

Segundo...

Usualmente cuando el bebé duerme, tú también quieres hacerlo, pues las hormonas todavía están queriendo restablecer su equilibrio, y la energía principal la dedicas al cuidado del recién nacido...

Sin embargo, en ocasiones no puedes dormir debido a la preocupación por el bienestar de tu hij@

Esto es normal y va a ir pasando, únicamente es cuestión de tiempo y de ir adquiriendo habilidades prácticas para organizar tus tiempos de descanso y del cuidado de tu persona

Tercero

> *Durante todo el primer año de vida se desarrolla entre la madre y el hijo algo que se llama "relación simbiótica".*
>
> *Expertos en desarrollo infantil adoptaron este término de SIMBIOSIS, para describir una relación donde pareciera que madre e hij@ son UNA PERSONA, como cuando estaba en tu vientre, sólo que ahora ya se encuentra en tus brazos*

Curiosamente existen libros enteros dedicados al primer año de vida ya que es una etapa en la cual se construyen los cimientos de un desarrollo psicológico sano, sin embargo para ir detallando algunos eventos especiales he decidido poner atención en periodos pequeños del desarrollo de esta nueva vida.

Algunas observaciones específicas de los 0 a los 6 meses...

Como ya te mencioné, la presencia de tu bebé en el hogar será motivo de ajustes sobretodo en la hora de la comida. Los primeros días, no habrá horario o tiempo definido ni de alimentación ni de sueño. Frecuentemente escucharás la siguiente expresión "los bebés todo el día duermen y comen". Sin embargo, dentro de los 3 primeros meses de la vida de tu hij@ se irán definiendo ritmos de comida y de sueño. Por ejemplo, podrás observar que empieza a dormir más horas durante la noche y que las siestas durante el día empiezan a espaciarse y a definirse en duración y horario.

Si tienes que alejarte de tu bebé para ir a trabajar, los primeros días podrás sentir una profunda tristeza, lo cual es natural, sobre todo cuando se trata de dejarl@ en alguna institución donde no habrá familiares que le cuiden. Sin embargo, a medida que pasen los días notarás que el cambio de actividad, en tu persona, podría significar una especie de descanso que te ayudará a recobrar las energías y la alegría para continuar con la maravillosa tarea de *SER MAMÁ POR PRIMERA VEZ.*

A los cuatro meses parece fijar más la vista, como si ya fuera capaz de distinguir movimientos, y sobretodo TÚ CARA ya le es muy familiar...

Podrás identificar que TU SEMBLANTE le dará la paz que necesita para sentirse tranquil@ y seguro@.

Pues sí... desde el primer momento que ha llegado a tus brazos y gracias a tus cuidados, tu hij@ está iniciando la construcción de algo que se llama

LA CONFIANZA BÁSICA...

ingrediente principal del desarrollo afectivo de cualquier ser humano

Esta confianza, tu bebé la va construyendo a través de las interacciones que tiene contigo: tu piel, tu tono de voz, la temperatura de tu cuerpo y la forma en que lo cargas y lo arrullas forma parte de esto que le proporciona seguridad. Es así que cuando lo cargas, asocia este acto a su bienestar pues seguramente en ese contexto cubrirás alguna de sus necesidades de manera inmediata. Es decir, se generará un sentimiento de seguridad debido a la experiencia que va acumulando con la calidad de las interacciones entre ustedes.

Una acción simple y muy significativa es el ARRULLO, éste tiene efectos importantes en su desarrollo. Verás, reflexionemos en lo siguiente: cuando estaba en tu vientre era mecid@ suavemente mientras tú caminabas, te movías y/o bailabas. De igual manera, cuando el bebé llora y es arrullado en tus brazos revive la sensación de la calma que experimentaba en el seno materno, ritmo, movimiento, el latido de tu corazón, etc. y esto hace que recupere esa sensación de bienestar que le proporciona comodidad, seguridad y confianza.

Por otra parte, está comprobado que los movimientos de vaivén hacen madurar el sistema nervioso del bebé, pues ayudan a la coordinación de movimientos, activan la circulación, estimulan el aparato respiratorio y tonifican los músculos. EL ARRULLO produce un efecto de masaje sobre el abdomen, facilita la digestión y la expulsión de gases. El arrullo acompaña los latidos cardiacos de madre e hij@ quienes entran en una sincronía única y hace posible la relajación en ambos.

> Fácilmente podrás notar que tu ARRULLO Y DARLE PECHO son dos situaciones tan poderosas que pueden eliminar cualquier tensión emocional y llegar a relajar a tu bebé hasta conseguir un sueño profundo.

Aproximadamente de los 5 a los 6 meses ya será capaz de permanecer sentad@ sin ayuda; poco a poco verás la intención de alcanzar cosas pues ha descubierto que sus manos le facilitan la tarea y se está dando cuenta de que las puede manejar a su antojo de tal suerte que aparecerá la intención de alcanzar cosas.

Durante estos meses posiblemente tendrás la sensación de que el tiempo pasa muy rápido pues tu foco casi de manera permanente lo tienes en los múltiples cuidados que en esta edad necesita tu hij@, es por ello que te pido que consideres lo siguiente:

> *En estos primeros meses de la vida de tu hij@, decide dedicarte un tiempo a realizar las cosas que te gustan, no importa que sea pequeño, haz planes con tu pareja, realiza una visita que te haga sentir feliz, etc.*
>
> *Esta recomendación se debe a que esta nueva experiencia puede hacer que te olvides de ti y eso no resulta benéfico para nadie...*
>
> *Toma el papel de la*
> *PROTAGONISTA PRINCIPAL DE ESTA NUEVA HISTORIA*
> *DE "SER MAMA POR PRIMERA VEZ"*

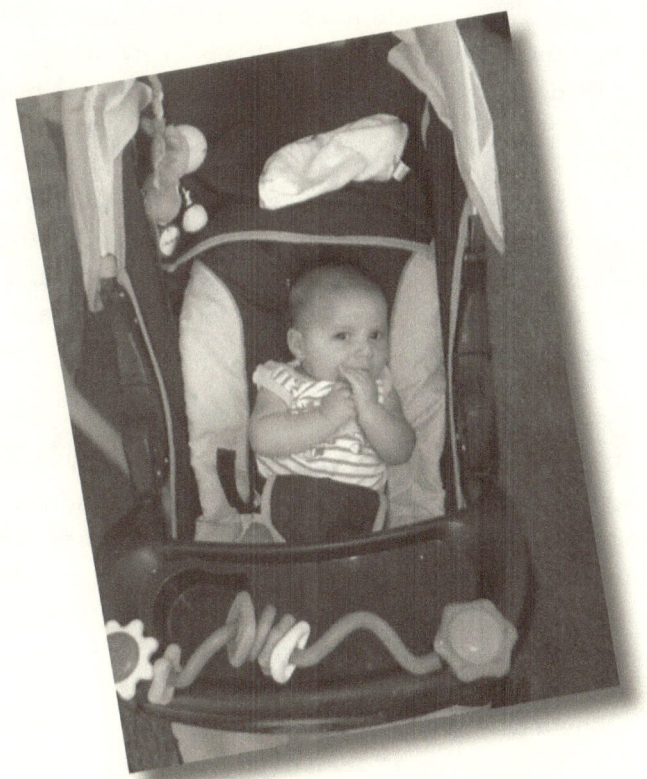

Algunas observaciones de los 7 a los 12 meses...

Conforme tu bebé va creciendo tú serás testigo de sus intentos por conocer el mundo, ahora que ya comienza a tener mayor movilidad te darás cuenta de que todo lo que puede alcanzar, lo llevará a su boca pues ésta es la primera forma que tendrá de conocer las características de los objetos que le rodean.

Los objetos que llamarán más su atención serán aquellos que tienen colores vivos, los que se mueven, los que hacen ruido o tienen música. Sus movimientos lo llevarán poco a poco a ponerse en la posición de gateo y descubrir que es capaz de moverse con alguna intención determinada.

Quizás cuando acuestes boca abajo a tu bebé, algunas veces encontrarás que se ha volteado sin tu ayuda, también comenzará a moverse como reptil, de hecho la etapa antes del gateo se caracteriza porque se arrastra avanzando hacia adelante o hacia atrás, también podrás notar que puede avanzar también sentad@, todos sus movimientos tendrán la intención de alcanzar los objetos que llamen su atención.

Esto es, poco a poco y a medida que vaya practicando los movimientos de su cuerpo *sin ayuda* aparecerá sorpresivamente y serás testigo de la habilidad que adquiere para desplazarse con rapidez. ¡Existe tanto que conocer de este mundo que difícilmente estará en reposo durante las horas que se encuentre despiert@, sobre todo si ya empezó a gatear!

Bajo esta situación, tendrás que combinar la vigilancia con la libertad que necesita, dejarl@ explorar, pues esto será muy enriquecedor para su desarrollo. Sin embargo, en este punto, ya habrás desarrollado habilidades de vigilancia y cuidado para tu bebé que te permitan por un lado estar al pendiente pero también brindarle el espacio que requiere para continuar con sus exploraciones.

Cuando se duerma tu bebé enfócate en utilizar estrategias que te hagan descansar y recobrar tu energía, pues en cuanto despierte tendrás que utilizarla para continuar nuevamente con esa maravillosa faena de *SER MAMÁ POR PRIMERA VEZ*.

A los ocho meses aproximadamente, usualmente los bebés ya no quieren estar en brazos de nadie excepto en los tuyos, las personas que antes podían cargarle sin ningún problema le parecerán de repente desconocidas. En ocasiones podrás impresionarte cuando observes que tu hij@ pareciera que ha sido lastimado físicamente, cuando al ser separado de tú lado llora desgarradoramente.

La razón de este comportamiento tiene que ver con su desarrollo emocional. Verás, los ocho meses se distinguen por la aparición de la *ANGUSTIA DE SEPARACIÓN*, que se llama así porque literalmente ese llanto es la representación de la angustia que le produce al bebé estar separado de ti. Pareciera que se da cuenta por primera vez que su mamá es una persona diferente y que no se encuentra "pegada" como lo imaginaba, sino que está separada y es independiente, situación que no le agrada.

Habrá personas que le son familiares con las que podrá estar por momentos, pero siempre estará buscándote con la mirada y si no te localiza en unos minutos seguramente aparecerá el llanto hasta que te vea nuevamente o hasta que se distraiga con algo placentero.

Cuando notes esta situación, te recomiendo lo siguiente...

> *JUEGA MUCHO CON TU HIJO A QUE TE DESAPARECES Y VUELVES A APARECER...*
>
> *escóndete detrás de algo o de alguien y luego con una fiesta vuélvanse a reencontrar con la mirada, ese ejercicio les fascina a los bebés tanto que en un momento notarás que tiene la iniciativa de perderse también, para volverse a reencontrar en unos cuantos segundos*

Te explico algo, esta etapa del desarrollo es muy importante porque a través de este ejercicio tu hijo está aprendiendo que los objetos no desaparecen, y esto será lo que más tarde le ayudara a "saber" que si su mamá desaparece de su mundo visual, no significa que desaparece totalmente de su mundo... esto es lo que se llama la construcción del "ESQUEMA DE OBJETO PERMANENTE", y este esquema le ayuda en su desarrollo intelectual y afectivo.

Alrededor de los 10 meses más o menos, cuando ya saben que sus manos pueden jalar, romper y apretar cosas, las usará con todos los objetos tomándolos y dejándolos caer, los papás los recogen, pero repetidamente los volverá a tirar... y otra vez los recogen y otra vez los tira, y así pueden estar durante mucho tiempo. Si en alguna ocasión el objeto no es recogido entonces prepárate para una protesta, pues está ensayando eso de "desaparece, luego aparece". Es algo así como un experimento... haz de cuenta que en su cabeza tiene la pregunta ¿qué pasa cuándo...? Así, su nivel de experimentación le va dando el conocimiento de éste su nuevo mundo.

Alrededor de los once meses muy probablemente ya gatea, deseará estar en el piso más que nada, cuando lo cargan hace movimientos que indican que por favor lo bajen pues estar en el piso es lo más emocionante, ya que se está dando cuenta de su recién lograda "libertad" y autonomía...

A pesar de que el gatear será lo más placentero solamente se alejará pequeñas distancias de ti, pues recuerda que tú eres su fuente de seguridad, y cuando no te vea se sentirá sin una base firme para seguir con sus múltiples investigaciones. Apenas se encuentra conociendo como es eso de enfrentarse a este mundo lleno de abundancia y de alternativas.

La etapa del gateo es muy importante, especialistas en educación han realizado investigaciones que indican que el gateo es esencial para favorecer la madurez de la corteza cerebral y tiene amplios beneficios que se ven reflejados en el rendimiento académico en etapas futuras. Por esta razón, te invito a que hagas del momento de gateo una actividad divertida y mágica

A los doce meses ya será capaz de pararse en lugares donde encuentra apoyo y alternar el gateo, con estar sentad@ y pararse con apoyo de algo o de alguien, todo esto bajo sus propios esfuerzos y reconociendo sus logros.

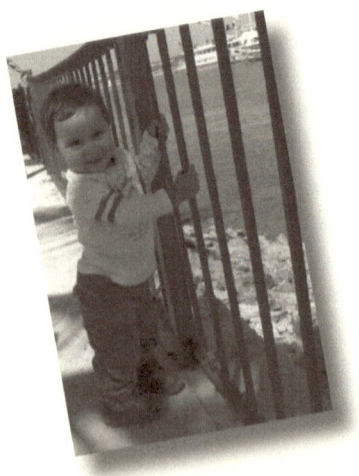

De repente, en esta etapa podrás sentirte dividida, por un lado quieres estar con tu bebé, pero también con tu pareja y también dedicar tiempo a tus amigos, etc. Dejar a tu bebé con alguien mientras dedicas algún tiempo a tu recreación será importante a pesar de que, inicialmente éste sea poco, pues ya para entonces sentirás una gran necesidad de estar a su lado, así que lo comenzarás a extrañar muy pronto. Quizás hasta la duración de cualquier película en el cine será demasiado para conservarte tranquilamente en calma.

> Quiero recordarte que tus sentimientos son tus mejores guías. Por favor siempre mantente en contacto con ellos y trata de ponerles nombre para que puedas ejercitarte en eso de considerarlos al realizar todas y cada una de tus decisiones

Al cumplir un año tu hijo ya ha alcanzado logros importantes en habilidades motoras, comunicativas y del conocimiento de su entorno, gracias a esos adelantos ahora se concentra en dominar la extraordinaria faena de comenzar a caminar.

Durante este tiempo quizás empieces a observar que tu hij@ está creciendo y tus cuidados van cambiado, desde la atención a su alimentación y horas de sueño como foco de mayor importancia, hasta solo mantenerte cerca cuando se encuentra en franca investigación. Seguramente, has tenido que comenzar a dejarle espacio libre para que vaya concretando sus intentos, mismos que pueden ser algunas veces dolorosos, ya que en sus primeros ensayos de pararse y guardar equilibrio, algunas veces se va a caer, como en algún momento todos lo hicimos.

Quiero decirte, que todos los seres humanos experimentamos cierta frustración cuando no hemos dominado cierta tarea, y tu bebé no es la excepción, es por eso que quiero que reflexiones en lo siguiente...

Tus creencias serán las suyas, tus actitudes serán las suyas, las maneras que tengas de manejar y reconocer tus sentimientos al momento de la frustración, también serán las suyas!!...

Todos los niñ@s aprenden más de lo que ven que de lo que escuchan, es por eso que te pido que permanezcas en contacto con tu persona el mayor tiempo posible porque tú y tu pareja le estarán modelando como se vive en este lugar llamado mundo

Ahora, que ya tiene doce meses fuera de tu vientre, su comunicación con el mundo va haciéndose más claro. Es decir, su comprensión va en aumento y da a entender de diversas maneras sus estados de ánimo como enojo, cansancio, inquietud, placer, deseo, etc.

Como habrás notado insisto en que te pongas en contacto con tus sentimientos, pues pudiera decir que tu bebé es como una "esponja" que recibe toda tu energía y disposición. Por esta razón, considerar la opción de pedir ayuda para atenderlo cuando tus emociones te sean incómodas será una muy buena idea para darte tiempo a que te recuperes.

CAPITULO IV

<hr>

¡¡MI PRIMERA EXPERIENCIA COMO MAMÁ DE UN BEBÉ QUE YA CUMPLIÓ UN AÑO DE VIDA!!!

<hr>

"Apóyame para hacerlo yo solit@"

El papel de los padres es dejarlos probar e intentar, asegurando que podrán sentirse orgullos@ de sus éxitos

Ya cumplió su primer año!!!.

Ahora que tu hij@ ha pasado su primer cumpleaños, tu vida y la de toda la familia seguirá en constante cambio. Sin embargo, para este momento ya conocerás lo que le gusta, lo que le hace feliz, los riesgos que le gusta tomar y las investigaciones que le gusta emprender.

En esta etapa se encuentran sucediendo algunos acontecimientos muy significativos para su desarrollo emocional y social, que me gustaría tratar de explicarte tan solo con el fin de facilitarte la comprensión de tu experiencia de *"SER MAMÁ POR PRIMERA VEZ"* de *un bebé de esta edad.*

Probablemente ya comenzó a caminar, lo hace como "osito" porque está adquiriendo esta habilidad, misma que es facilitada por la etapa de gateo, pues este periodo le ayudó a cobrar seguridad en el movimiento voluntario de su cuerpo, se dio cuenta de que podía sentarse y luego gatear y luego jalarse para pararse en su cuna, agarrarse de objetos y desplazarse a su gusto. Es decir, sus destrezas motoras fueron en aumento, por eso ahora ya es capaz de desplazarse caminando.

También podrás notar que a tu niñ@ ya le es más fácil encontrar objetos que están escondidos o tapados con algo, también puede llenar y vaciar un recipiente lleno de objetos. En cuanto a su lenguaje ya es capaz de decir mamá y papá distinguiendo fácilmente a cada uno.

Podrás distinguir fácilmente sus juegos, sobretodo como ya comenzó a caminar encontrará tantas formas de jugar como su imaginación se lo permita. Podemos decir que ya es capaz de reconocerse como un SER diferenciado, como las personas que le rodean. Sin embargo...

Cuando se enfrenta a situaciones nuevas, invariablemente necesitará estar cercan@ a su fuente de seguridad, o sea TÚ.

Algunas veces tener contacto visual contigo, será suficiente para recobrar la paz que necesita para continuar... pero en otras ocasiones reclamará mayor cercanía de tu parte pues de otra manera, podría vivir episodios de angustia por encontrarse lejos de tu presencia

Durante sus actos de investigación podrás observar, algunas veces, que a pesar de estar entretenid@, si se da cuenta de que se encuentra lejos de ti o de algún adulto conocido, inmediatamente regresa para aproximarse al lugar en donde estás tú, para ubicarse en el sitio que le hará recobrar su seguridad.

Estos acontecimientos son los que dan la evidencia de que ha iniciado un proceso llamado SEPARACIÓN–INDIVIDUACIÓN. Esto es, la idea que tenía de estar "pegad@" a ti ha comenzado a cambiar pues se está dando cuenta de que es una persona separada.

Por ejemplo, dentro de sus logros motores podrás observar que las escaleras serán un lugar muy interesante para tu hij@, tratará de subirlas gateando, pero llegando arriba no se atreverá a bajarlas sin apoyo de un adulto. Por acciones como esta irá comprendiendo que es un SER HUMANO INDIVIDUAL y separado de su mamá.

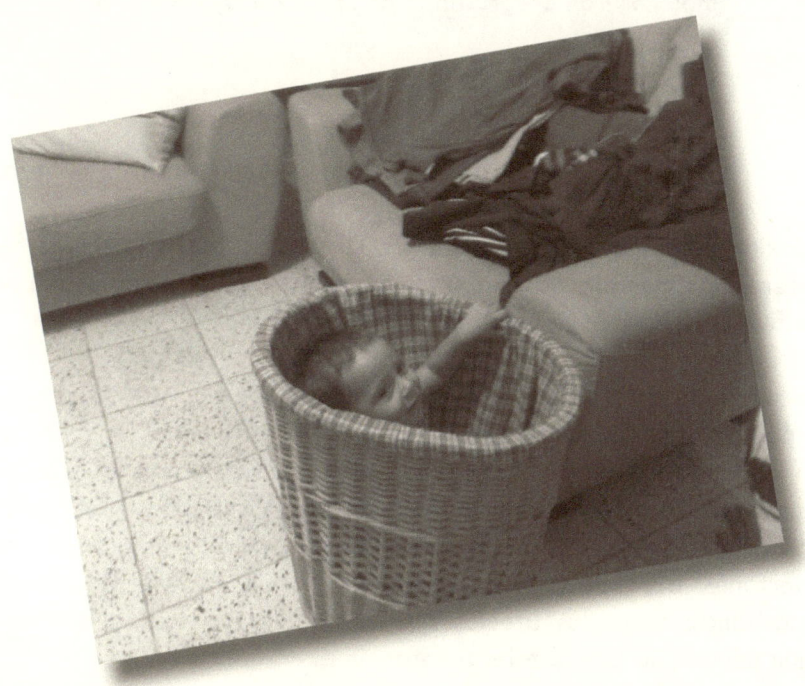

Todo ensayo, que corresponda a las posibilidades de movimiento autónomo y desplazamiento, será el campo de juego más divertido!!! Y por supuesto tu vigilancia será fundamental. Ah! Por cierto te recomiendo que tengas a la mano "árnica" o algo que el médico de tu confianza recomiende para los golpes, pues como es tanta su exploración existen amplias posibilidades de que se caiga con frecuencia. Te pido que no te preocupes demasiado ya que todo es parte de los ensayos naturales que tiene que hacer para seguir madurando y entendiendo al mundo.

En esta época los juguetes que pueda jalar o empujar le ayudarán a enriquecer estas habilidades, pues mientras juega y se enfoca en un juguete también su cuerpo va haciendo los movimientos necesarios para alcanzarlo, de tal suerte que sus destrezas motoras irán progresando de manera muy divertida!!

Los juguetes preferidos

Aproximadamente, alrededor de los 18 meses, algun@s niñ@s tienen preferencias por algunos juguetes. Sin embargo, es posible que notes que SÓLO UNO de ellos será su ULTRA preferido.

Curiosamente este objeto es depositario de los vínculos que tiene con mamá, por eso se torna tan importante. Podrá ser desde un trapo, una almohadita, un muñeco o juguete especifico hasta la escoba de la casa!!... Podrás ver que entrará en llanto cuando no lo encuentre o cuando se lo quiten. De momento podría parecerte que eso no es importante, pero para tu hij@ sí que lo es!!!. En ese objeto estará depositando todos los afectos que lo ligan a ti, debido a esto, por algún tiempo, no podrá tolerar estar sin él.

En esta época es recomendable que continúes con los JUEGOS DE SEPARACIÓN entre ustedes... desaparece y aparece constantemente de su campo visual... y juega con el objeto al cual se encuentra apegado.

Este objeto es llamado "OBJETO TRANSICIONAL", y se trata de una representación simbólica de ti, SU MAMÁ... este objeto le apoya manteniendo viva la imagen mental de tu presencia y a confiar en ella mientras vuelves a aparecer ante su vista.

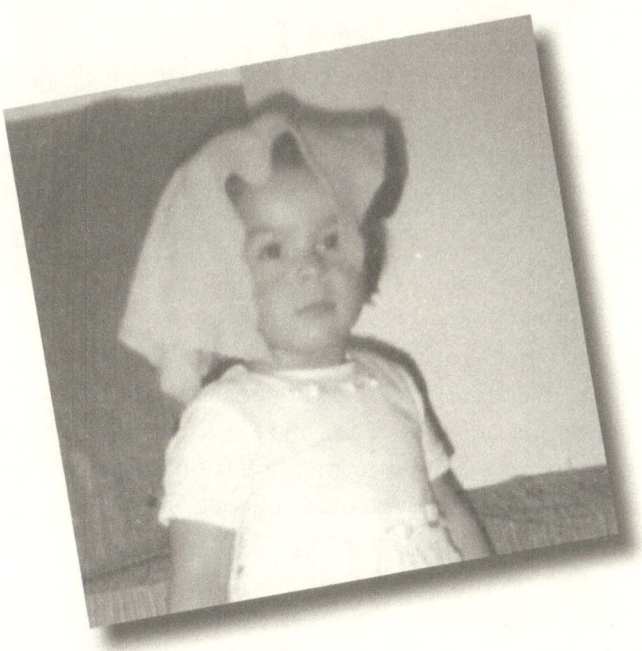

Puede decirse que este objeto transicional tranquiliza al bebé, le gusta chuparlo y olerlo (curiosamente, en ocasiones si se trata de un trapo y es lavado pierde la magia que le ha depositado).

Este objeto es muy importante respetarlo y dejar que sea el propio niñ@ quien decida cuándo será el tiempo de abandonarlo, pues violentarlo en este sentido, significaría un dolor intenso en el terreno de lo afectivo.

Acerca de las relaciones

Como hemos visto, la primera relación interpersonal está pautada con la relación del bebé contigo, las primeras experiencias sociales tienen que ver con su cuidado físico y la satisfacción de sus necesidades.

> Un bebé seco, al que atienden con cariño, al que le acarician la mejilla y le hablan mientras es amamantado por mamá, al que arrullan y le cantan, con el que juegan, le hablan y lo estimulan en todos los sentidos, aprenderá rápidamente a confiar en los demás y le ayudará a establecer relaciones interpersonales de calidad

Podríamos decir que ya ha comenzado su "Vida Social", cuando se desplace para alcanzar objetos, además de explorarlos: cuando los avienta, cuando los agita, o se los mete a la boca; también buscará a los adultos para hacerles partícipe de sus hallazgos... Pero, no verte cerca le seguirá causando inquietud, aunque ya se vaya aproximando el tiempo de cumplir 2 años de edad.

Ahora ya puedes observar como es capaz de decir y comprender muchas más palabras, su comunicación se va tornando muy funcional, pues entiende lo que los adultos le dicen y es capaz de seguir algunas instrucciones además de darse a entender cuando desea algo. Repite acciones que hacen gracia a los demás, responde de manera diferenciada ante las personas que le rodean. Esto es, su vida social se encuentra en pleno desarrollo y su participación en la vida familiar es más frecuente.

> *Entre los 18 y los 24 meses, su lenguaje interno es mucho más rico que el que tú puedes observar, esto quiere decir que comprende muy bien situaciones, tonos de voz, intenciones, etc. Por esta razón te recomiendo que las conversaciones de adultos con contenido no saludable para cualquier niñ@ permanezcan fuera de su alcance*

Porque recordemos

> *Los niños APRENDEN MÁS DE LO QUE OBSERVAN que de lo se les dice, por eso tendrán que tener cuidado de los mensajes que le mandan a su hij@ a través de los comportamientos, tanto de papá como de mamá.*
>
> *Personajes insustituibles en su vida!!*

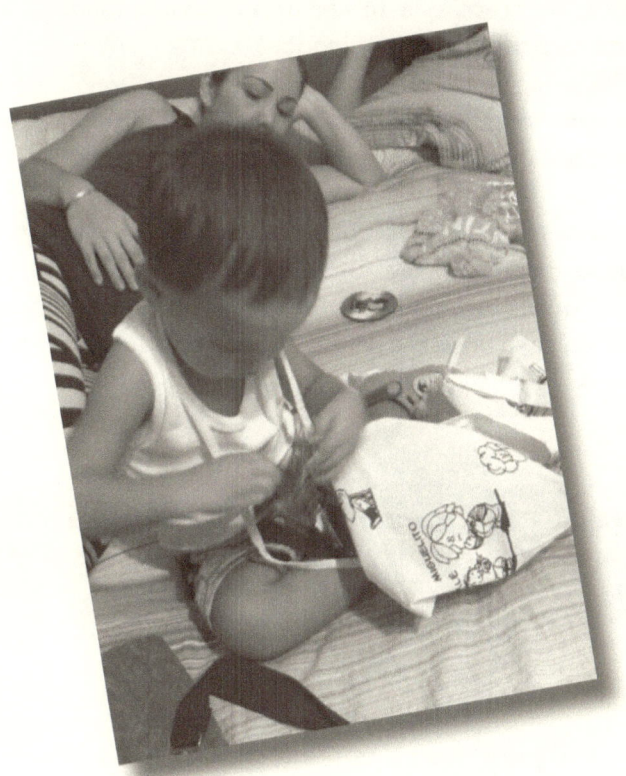

Llega la hora de dejar el pañal...

Para cuando tu hij@ ya tenga 18 meses aproximadamente, desde el punto de vista biológico tu bebé ya cuenta con la madurez necesaria para aprender a controlar sus esfínteres. Lo que significa que voluntariamente ya puede "aguantarse" para llegar al baño, en lugar de hacerse en el pañal, pero no sabe cómo se hace eso.

Este periodo, a veces resulta bastante difícil para algunos padres, por eso quiero recomendarte algunas cosas...

- Primero, vamos a comprender que se trata de un proceso NATURAL, cuya duración varia de un niño a otro, en algunos casos hasta 6 meses para concluirlo, lo que significa que lleva tiempo, constancia y disciplina.

- Segundo, habla con tu hij@ acerca de que ya ha crecido y solo los bebés utilizan pañales y ha llegado el momento de dejarlo, quizás no creas que te comprende, pero igual observando tus actos lo acabará entendiendo.

- Tercero, toma este proceso como un entrenamiento que lleva tiempo, esfuerzo e instrucciones consistentes y precisas.

- Si es varón tu hijo, pídele a tu pareja o a algún familiar de mucha confianza que lo lleve al baño cuando el adulto vaya, para que pueda observar el procedimiento... igual será si es niña en cuyo caso tú como su mamá eres la persona indicada...

recuerda

> *Todos l@s niñ@s aprenden más de lo que ven, así que tu participación como modelo en este entrenamiento de CONTROL DE ESFÍNTERES será muy importante para su desarrollo*

Forzar a tu hijo para que no se orine, regañarlo o pegarle NO resulta saludable para su desarrollo psicológico. El camino que generalmente siguen l@s niñ@s se manifiesta de la siguiente manera:

Primero, algunos niñ@s comienzan a avisar cuando ya están mojad@s, es decir, comienzan a sentirse incómod@s cuando se orinan o se ensucian.

Cuando tengas oportunidad de quitarle el pañal, es decir cuando puedas estar la mayor parte del tiempo a su lado, quítaselo!!, y establece una especie de rutina, por ejemplo cada tanto tiempo, el que tu creas que está bien, llévale al baño.

Consigue un bañito a su medida... y acompáñale con mucha paciencia... algunas veces si podrá hacer en el lugar adecuado, otras no... lo importante será que estará aprendiendo el procedimiento.

Este tipo de entrenamiento por lo general no es atractivo para l@s niñ@s, todo lo contrario, tratarán de evitarlo.

Por esta razón te sugiero que implementes algunas actividades atractivas, como juegos, para esos momentos...

Te ruego, trata de hacer este momento agradable y apela a toda tu comprensión, tolerancia y respeto hacia el tiempo que toma este proceso, ya que en cada niño es distinto...

Algunos especialistas en el campo del desarrollo psicológico sostienen que esta etapa puede ser difícil de comprender para un niñ@ pues de alguna manera VEN cómo sale algo de su cuerpo. Situación que resulta fácil de relacionar con pérdidas, lo que puede generar sentimientos principalmente relacionados con el miedo a desaparecer...

Te repito esto es un proceso que requiere de toda tu paciencia...

Naturalmente que cada vez que vaya al baño, no te atrevas a dejarl@ sol@. Ya que esta etapa es de INVESTIGACIÓN INTENSIVA... así que cuidado porque puede jugar con el papel del baño, estarse mojando o incluso manipular sus heces para explorarlas.

Recuerda que desde que empezó a caminar tiene mayores alcances, y los actos investigativos son todo el día y bajo cualquier circunstancia!!

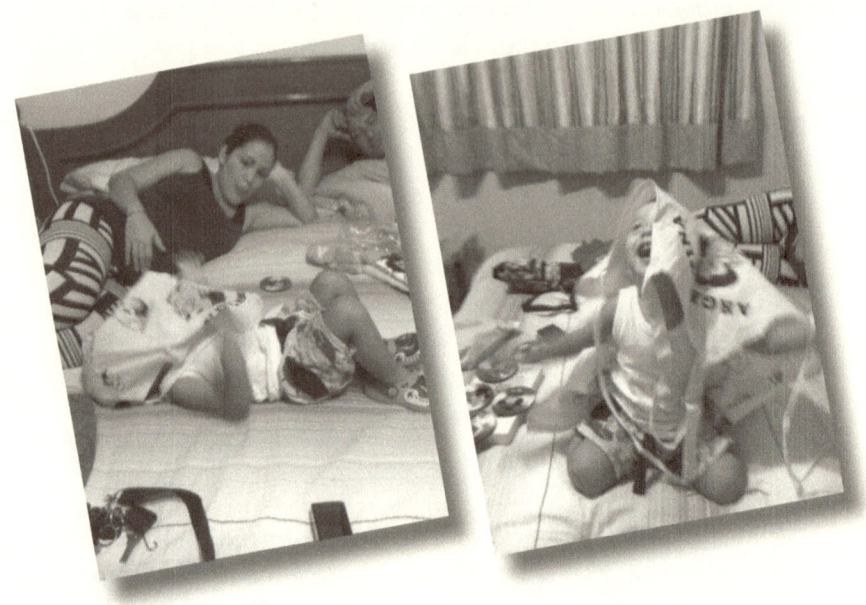

Tu labor en este momento será encontrar el equilibrio entre
dejarlo experimentar y protegerle de los peligros

Durante este tiempo te pido que establezcas
contacto con tus sentimientos y tu intuición y que tus
decisiones sean dirigidas desde tu interior...

Aunque será inevitable que las mamás que te rodean
te dirán lo que ellas hacen o hicieron aunque tú no lo
preguntes. Recuerda tú tienes la última palabra

Como ya pudiste observar el tiempo pasa muy rápido, parece que fue ayer cuando nació tu bebé y ahora ya está creciendo y convirtiéndose en "grande" pues poco a poco puede ser más independiente. Tu conocimiento acerca de lo que le gusta y lo que no va en aumento y se comprenden como nadie!!!

Así que sigamos con esas grandes sorpresas que hay después de los dos años de edad. Pues tu igual que tu bebé estarás explorando ese maravilloso mundo de **SER MAMÁ POR PRIMERA VEZ ¡!**

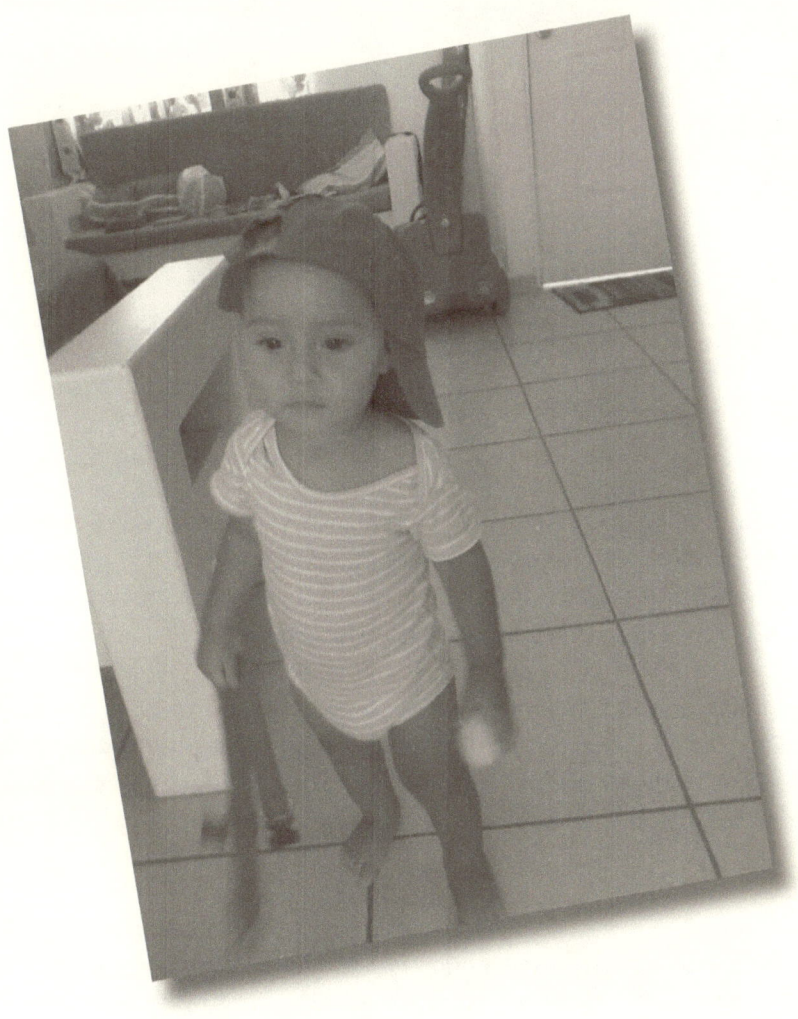

CAPITULO V

〰〰〰〰〰〰〰〰〰〰〰〰〰〰〰〰〰〰〰〰〰〰〰〰〰〰〰〰〰〰〰〰

MI HIJO YA CUMPLIO DOS AÑOS Y QUÉ SIGUE…?

〰〰〰〰〰〰〰〰〰〰〰〰〰〰〰〰〰〰〰〰〰〰〰〰〰〰〰〰〰〰〰〰

Cuando tu hij@ alcanza los 2 años de vida ya existe entre ustedes un cúmulo de experiencias que permite en este momento una comunicación clara, pues su incipiente repertorio ya es perfectamente conocido por ti y te has convertido en su traductora principal.

También, ya pudiste notar que necesitas apoyo para el cuidado de tu hij@ pues la energía que tiene para andar explorando el mundo, excede a la tuya, quien, a parte de cuidarlo, tienes otros roles que exigen también de tu atención.

En este momento, no tengas miedo ni te juzgues, si declaras que necesitas tiempo a solas, sin tu hij@. Esto no es un acto de rechazo, al contrario, será un acto de amor, pues entre mejor te encuentres desde todos los puntos de vista, mejor estará tu hij@

Recuerda, todo el amor que puedas dar a tu persona, automáticamente se lo estarás dando también a tu hij@.

De repente aparecen novedades importantes en todas las áreas. Una de las más significativas se refiere a la figura del papá, ésta cobra marcada importancia para tu hij@, quizás desplazando un poco el sitio de privilegio que tú tenías hasta este momento.

Notarás que **SI ES NIÑA**, tu hija querrá que sea "papi" el que la lleve al baño y comenzará a reclamar pasar mayor tiempo a solas con él. Ahora solicitará hacer con papá actividades que antes eran exclusivas de mamá.

Es probable, que ya estés acostumbrada a dedicar la mayor parte de tu tiempo al cuidado de tu hija, y quizás te resulte extraña esta situación pero quiero decirte algo...

Es muy importante para el desarrollo psicológico de tu hija que hagas espacio a esta relación con su papá pues esta etapa estará asociada a la calidad de sus relaciones futuras y a los vínculos afectivos que pueda establecer durante su vida.

En el caso de *LOS VARONES* a los 2 años comenzará una especie de enamoramiento hacia ti, y una complicidad con su papá. Estar juntos padre e hijo a solas tiene varias ventajas, la primera es que ambos se hacen cargo de su relación, comienza a comprender su papel dentro de sus relaciones, es decir "yo con... papá", es una relación, "yo con... mamá", otra "yo con... abuelita" es otra, y así con todas las personas que le rodean en su ambiente cotidiano.

Otra ventaja es que tu hijo varón como observador experto aprenderá acerca de los roles masculinos que su papá le modele... es decir, lo que vea!! Y si es una niña aprenderá estos roles de lo que observe en tus maneras de ser.

Cuando tiene ya dos años su lenguaje se ha enriquecido tanto que quizás ya se encuentre hablando o cuando menos comunicándose de manera más clara con todas las personas que le rodean. El vocabulario que vaya utilizando dependerá de la riqueza del lenguaje de su familia, de los adultos cercanos que tenga, recordemos que constantemente se encuentra *OBSERVANDO INVESTIGANDO Y ENSAYANDO!!*

A pesar de que para este momento ya es capaz de realizar actos de comunicación de manera adecuada, su vocabulario va en aumento y para expresarse usará al menos dos palabras como "mamá agua" además de la expresión de manos y cuerpo para hacerse comprender.

El JUEGO cobra importancia...

El juego es aspecto importantísimo en el desarrollo psicológico de tu hij@, tan importante es, que se utiliza como un elemento de diagnóstico de salud para cualquier niñ@. Un niño que no juega es algo excesivamente preocupante. Ahora que tu hij@ ya tiene 2 años se encuentra desarrollando un juego llamado **SIMBÓLICO** y es uno de los síntomas que indican la presencia de un desarrollo psicológico sano.

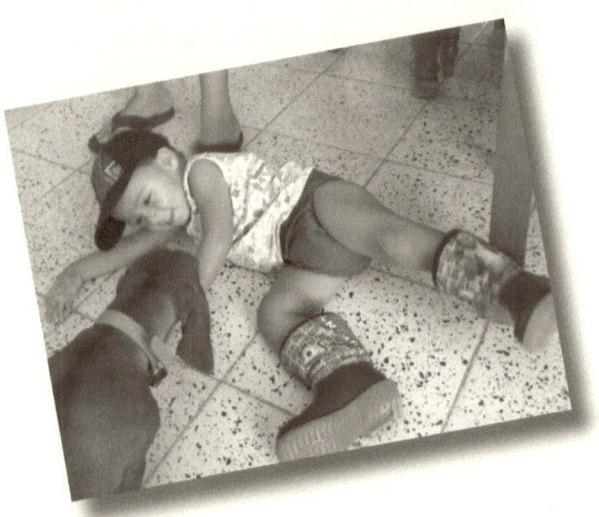

El juego simbólico se puede reconocer cuando ves que tu hij@ es capaz de "inventar" cualidades o características a los objetos, mismas que no son visibles para los otros, como por ejemplo, un zapato puede convertirse en un avión en el campo de su imaginación y cobrar cualidades insospechadas y únicas. Es decir, si otro niño juega con el mismo zapato a que es también un avión, las características de un avión y otro serán diferentes!!

Se llama juego simbólico porque los objetos cobran la categoría de símbolos, únicos e irrepetibles cuyas características cada persona pone de manera diferente. El juego de "como si" es un extraordinario ejemplo de este tipo de juego que es manifestación evidente de la creatividad y del mundo interior del niñ@. Es decir, jugar "como si" yo fuera un perro, "como si fuera" un carro, etc.

Ahora podrán disfrutar de juegos, no juguetes, cualquiera que se les ocurra pues tu hij@ se encuentra viviendo un mundo lleno de magia en el que es posible todo, los objetos serán lo de menos. Serán objeto de juego sonidos, formas, actuaciones, etc. El límite será la imaginación de ustedes ¡!

Quiero advertirte que el afán de investigación y la energía de tu hij@ en esta edad hace que cada día traiga consigo una magia y se encuentre lleno de sorpresas por eso te pido que las cosas peligrosas, o no propias de niñ@s, las alejes de su alcance pues todavía a esta edad no puede discernir sobre las consecuencias de sus actos.

Por ejemplo, si dejas plumones a su alcance pintará su cara, las paredes, el piso, su mascota, o bien se los comerá, los aventará, etc. Es decir, antes de darles el símbolo que decida, conocerá los objetos a través de su propia experimentación.

Igual pasará con cualquier cosa que dejes a su alcance, ya que esto será como una invitación a su exploración y por lo tanto no podríamos catalogar, cualquier desastre que haga, como un mal comportamiento. Por ejemplo, si quieres que utilice plumones de manera adecuada tendrás que estar en su compañía y modelarle las acciones que son permitidas para cada ocasión.

El juego es el mejor acercamiento afectivo que puedes tener con tu hij@, en esta época jugar a "como si", a dibujar, correr, etc. JUGAR será el mejor regalo que puedes darle, solo necesitas cumplir con algunas condiciones para que de verdad funcione como tal:

1) tendrás que disfrutarlo de corazón para que hagan conexión, es decir, tu diversión tendrá que ser equivalente a la de tu hij@

2) tendrás que poner límites, pues usualmente los niños no desean parar de jugar, así que será frustrante parar, por lo que es probable que se presente UN BERRINCHE...

Y Aparecen los berrinches!!

La comprensión de los berrinches resulta más sencilla si conocemos qué son, cómo tratarlos, y la función que tienen en la vida de cualquier ser humano.

Naturalmente cuando pongas límites inevitablemente aparecerán *LOS TEMIBLES BERRINCHES*, que aunque sea difícil de comprender constituyen una etapa *NORMAL* en el desarrollo de los niños, podríamos decir que es una manifestación muy contundente de lo que le disgusta y que no quiere perder, o de lo que quiere conseguir.

Normalmente los niñ@s a los 2 años tienen una necesidad muy grande de demostrar su recién notada independencia. Piensan que ya son autónomos, es decir, que ya pueden hacer y deshacer a su antojo.

Será necesario que tu hij@ comprenda poco a poco que no es posible concederle todo lo que pide por lo que te recomiendo que le pidas que elija "solo una" para que comience a comprender que tiene un rango dentro del cual puede decidir y observar las consecuencias de sus elecciones

Esto sirve para varias cosas...

Primero estará entrenándose en eso de tener mayor resistencia a la frustración... Lo que le permitirá enfrentar los problemas de la vida de manera sana, fortaleciendo de esta manera su inteligencia emocional.

Segundo cuando a un niño se le da a elegir entre dos o tres alternativas posibles, va aprendiendo que sus elecciones tienen consecuencias y comenzará a acumular sabiduría.

Sin embargo, para hacer frente a los berrinches es necesario que te armes de mucha paciencia y claridad acerca de tu papel educador frente a este acontecimiento...

Normalmente, los berrinches aparecerán frente a un episodio de frustración: tu hij@ quería algo no lo obtiene, así que te voy a pedir que...

LOS IGNORES!!

Deja que pasen con toda la calma que te sea posible, si quieres hablar con tu hij@ durante el berrinche tendrás que hacerlo en un tono de voz muy bajo, casi imperceptible, quizás hasta con solo mover los labios, hablando sin voz podría suceder que se comenzara a tranquilizar.

También cuando haya pasado el episodio es recomendable que te acerques con mucho amor para comentarle acerca de las razones por las cuales no era conveniente que lograra aquello que deseaba.

Ahora quiero hacerte una advertencia, el berrinche es solo una etapa, larga en ocasiones pero es algo que pasará. Sin embargo, si cuando tú le niegas algo aparece el berrinche y le das aquello que quiere, con tal de que "el berrinche termine", entonces tu hij@ entenderá que gracias a este comportamiento puede lograr lo que quiere y esto provocará que la etapa de berrinches sea más larga y difícil para ambos.

Todos los seres humanos tenemos sentimientos, tu hij@ también...
enfadarse o enojarse es algo que tú, yo y cualquiera puede sentir.

Los berrinches son pasajeros siempre y cuando los
sepas enfrentar de manera adecuada, es decir: con tu
comportamiento tendrás que mandar el mensaje siguiente:

"ACEPTO ESTE BERRINCHE COMO UNA MANIFESTACIÓN
DE UN DISGUSTO, PERO NO CAMBIARÉ DE OPINIÓN"

También es importante que no lo castigues por hacer berrinches, ni siquiera te atrevas a decir *"YA NO TE QUIERO"* o *"TE PORTAS MUY MAL"*, porque entonces eso hará una herida psicológica en tu hij@. Pensará que su persona es mala por hacer berrinches y así comenzará a anular sus sentimientos y "hacer cosas para que lo quieran", lo que no resulta favorable para el fortalecimiento de su inteligencia emocional y esto podría afectar sus relaciones futuras.

Por favor no condiciones tu AMOR a su comportamiento!!

Recuerda que tú eres la persona más importante en este momento
de su vida... si tú condicionas tu cariño a su comportamiento
podrá sentirse desvalid@ y sol@. Recuerda que esto es solo
una etapa que va a pasar y que tiene que ver con el trabajo
que se requiere para efectuar la separación de su mamá

Un peligro con los berrinches es que tu hij@ reciba el mensaje de que es "la llave mágica" que hace que "mamá" cambie de opinión, o es la "llave mágica para conseguir lo que quiero". Repito, en esta situación la etapa de berrinches será más larga y dolorosa para ambos.

Una labor muy importante es que puedas enseñar a tu hij@ a enfrentar sus sentimientos de manera sana y lo apoyes a encontrar formas no destructivas de expresarse. Esto es, vivir el disgusto pero sin lastimarse ni lastimar al otro… lo que en verdad es un Arte, mismo que es abordado ampliamente por los estudiosos de la Inteligencia Emocional, de Daniel Goleman.

Es por esta razón que te pido que pases la época de los *BERRINCHES*, haciendo acopio de tu comprensión, tolerancia y respeto hacia tus sentimientos y los de tu hij@. Con esto, le estarás enseñando a que las cosas en la vida no siempre son como se quiere y a pesar de eso es posible enfrentar las emociones de manera sana.

Los niños tienen que aprender a **esperar un poco** *mientras les satisfacen el hambre, la sed, su deseo de compañía, etc.*

Un poco, solamente un poco porque se trata de que su desarrollo sea satisfactorio y no un cúmulo de frustraciones.

Sin embargo, privar al niño de la frustración es tan perjudicial como privarlo del amor materno!!

Una cosa interesante es que los niveles de frustración van variando y te darás cuenta de que los berrinches no se presentan en el mismo momento ni frente a las mismas situaciones, pues cuando existen necesidades de sueño, de alimento o agua será más fácil que el niñ@ se muestre irritable!! Igual que cualquier ser humano que no sabe reconocer sus necesidades y satisfacerlas!!

Es esta una tarea educativa que tienes frente a este acontecimiento de *SER MAMÁ POR PRIMERA VEZ…*

Te pido que consideres que a lo largo de nuestra vida es sano tener un "saldo a favor" de la satisfacción y del placer, pero también pequeñas dosis de frustración, tales como demoras o negativas esporádicas a los caprichos o demandas excesivas de los hijos, son vitales para un desarrollo afectivo sano

La Importancia de la palabra "NO"!!

A los dos años, la palabra **"NO"** parece ser la favorita, es una etapa normal porque al fin estará reafirmando que él o ella son personas diferentes y separad@s de *SU MAMÁ*.

Cuando tu hij@ diga la palabra "NO" te pido que no la tomes literal pues solo se encuentra ensayando. Verás te explico, "NO", es una palabra que el niñ@ escucha a menudo a esta edad, ya que como se pone frecuentemente en riesgo, las personas que lo protegen la dicen en diferentes ocasiones: "no te subas", "no lo tires", "no te salgas", "no te lo comas" etc.... de tal suerte que tu hij@ comienza a utilizarla con la finalidad de conocer qué acontece en sus relaciones sociales cuando es pronunciada.

En esta etapa es muy conveniente que no le pidas permiso para hacer algunas cosas, sobre todo las básicas, como por ejemplo ir a bañarse, no preguntes "¿te quieres ir a bañar?" pues en automático aparecerá la palabra NO.

Lo mejor será que le digas "es hora de irse a bañar" y llevarle cuando tú lo decidas.

Si quieres hacer una prueba, pregúntale inmediatamente después de un NO, si quiere un dulce y también te dirá NO, aunque de inmediato lo agarre y se lo coma!!!

Si tu hij@ ya asiste a un Centro de Desarrollo Infantil, debido a que tú tienes que trabajar o a una escuela, sus relaciones se empezarán a complicar ya que hasta esta fecha solo se ha relacionado con personas de la familia, en general adultos que le han recibido con mucho amor y tolerancia. Es posible que se presenten episodios de golpes o MORDIDAS a otros niños de su edad. Esto quizás te va a preocupar y quiero decirte que a pesar de ser actos agresivos constituyen ensayos en el desarrollo de sus habilidades sociales.

En esta situación resulta conveniente ponerle límites a ese comportamiento, pero para que den resultado tendrán que ser puestos inmediatamente después del acto agresivo o bien por el niño agredido, pues apenas se encuentra descifrando lo complejo de las relaciones interpersonales.

Aprovecho para decirte que hay tres condiciones donde es imperativo poner límites a la conducta de tu hij@

1. Cuando se pone en peligro

2. Cuando lastima a alguien más y

3. Cuando existan indicaciones médicas para proteger su salud

Es decir, en estas circunstancias ni lo pienses, siempre la respuesta tendrá que ser NO cuando exista este tipo de riesgos.

Como ya mencioné, cuando aparece la frustración aparece el berrinche, pero si quieres educar a tu hij@ en lo referente a la estimulación de la inteligencia emocional, también tendrás que ponerle límites para darle una estructura, misma que necesitará para discernir y comprender lo que es permitido y lo que no en la sociedad que le tocó nacer.

Las características del desarrollo de tu hij@ mencionadas en este apartado tendrán una duración aproximada de un año. Sin embargo, cada niño es cada niño y cada mamá es cada mamá.

Ahora ya tu hij@ se ha vuelto una gran compañía, y también un activista incansable. Tus descansos serán muy importantes en esta etapa pues pareciera que no se acaba su energía y algunas veces te podrás sentir desesperada por querer hacer más cosas, por eso te ruego que tus decisiones vayan siempre en función de tu bienestar, te repito...

TU BIENESTAR SERÁ EL DE TU HIJ@

CAPITULO VI

Y ANTES DE QUE ENTRE A LA ESCUELA QUE?...

En este apartado trataré algunas generalidades del desarrollo de tu hij@, consideré necesario hacerte estos comentarios adicionales porque cuando se es *MAMÁ POR PRIMERA VEZ* resultan sorpresivos algunos acontecimientos.

Primero, a pesar de que tu hij@ no domine todos los significados del lenguaje oral, sus actos comunicativos como son ademanes, señas, entonaciones, intensidad y tonos; serán funcionales para lograr expresarse.

Seguramente tú serás su mejor intérprete y si algunos adultos no le comprenden recurrirán a ti para que les apoyes en la comprensión de lo que tu hij@ quiere expresar.

Poco a poco las formas de comunicación van funcionando mejor aunque la estructura gramatical no sea la convencional, por ejemplo "coca piso cayó" es una frase que se comprende pero que un adulto no la diría de esa manera, también puedes notar que se le dificulte pronunciar la letra "r" y todo esto es algo normal dentro del desarrollo del lenguaje del ser humano, mismo que aproximadamente alcanza una madurez considerable alrededor de los seis años de edad.

Te pido que no compares el desarrollo de tu hij@ con los hijos de tus amigos o familiares, esto resulta realmente ineficaz, pues cada niñ@ es cada niñ@. A pesar de que notes algunas diferencias solo pon atención a las etapas que ya pasaron y a las que vienen.

No le des demasiada importancia a la edad pues el desarrollo de los seres humanos está determinado por múltiple factores como son: La información genética, la experiencia propia y la información que su medio ambiente les va proporcionando. Ni siquiera los gemelos pueden ser comparados entre sí debido a que estos factores son distintos en cada caso

Durante esta época también verás que se ha convertido en una gran compañía, ya no podrás estar por tiempo prolongado separada de tu hij@, pues a pesar de ser demandante, incansable, cuyo principal objetivo es jugar, jugar y jugar, estarás completamente enamorada de tu hij@. Sin embargo una vez más...

Te pido que pongas atención a tu persona
y también a tu pareja si la tienes.

Es importante que dediques tiempo para ti y solo para ti...

tal vez decidas hacer ejercicio o diseñar tiempos recreativos. Lo importante es que recuerdes que aparte de SER MAMÁ eres una mujer, una persona, cuyos roles se han multiplicado

Es importante que dediques tiempo para tu pareja...

Te aseguro que es posible que tu bebé permanezca con algún otro adulto de tu confianza, pues será muy importante que tu cabeza se encuentre en el mismo lugar que tu cuerpo, así podrás dedicarte tranquilamente a otras personas y/o actividades

Los berrinches todavía tendrán lugar en algunas ocasiones, pero dependerá de cómo los hayas enfrentado. Normalmente podremos considerar que entre los dos y los tres años de edad se presentan con mayor frecuencia e intensidad, pero lo natural será que tiendan a disminuir, ya que paulatinamente irá aprendiendo a manejar sus emociones.

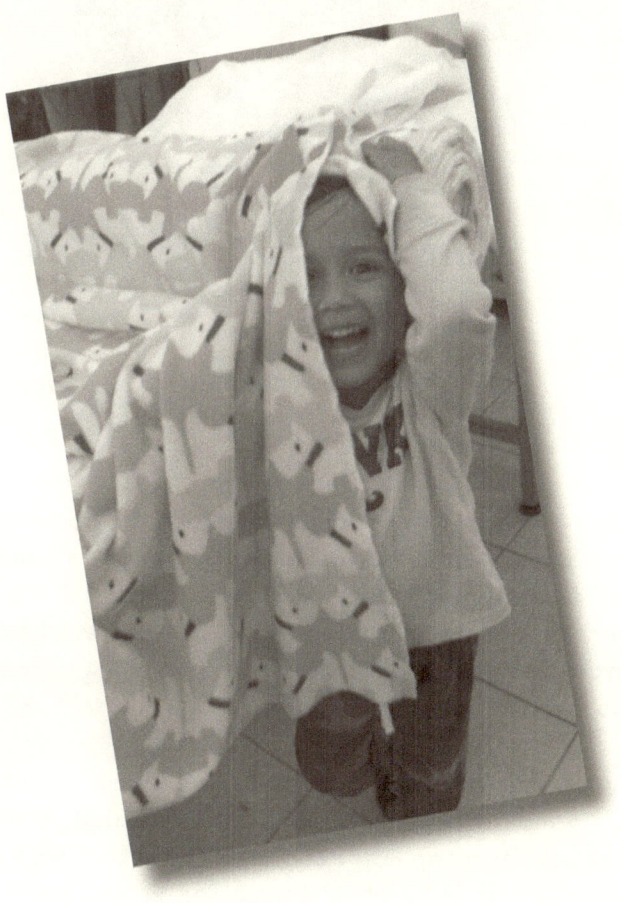

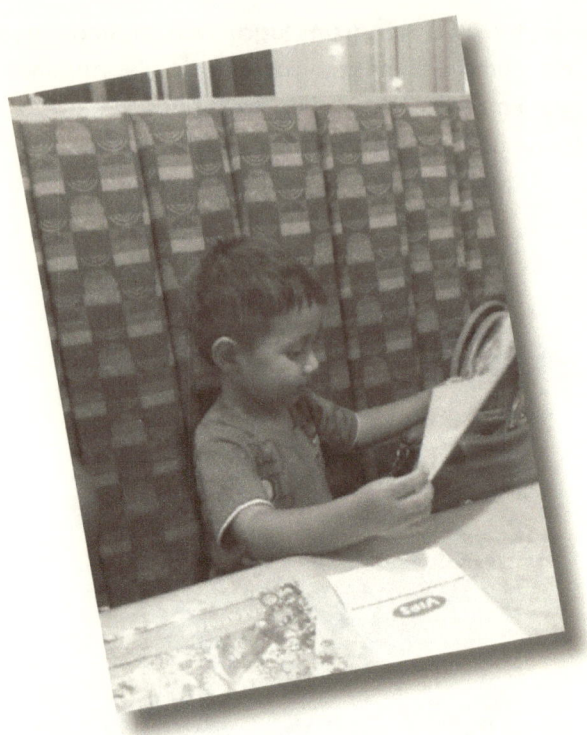

Cuando tenga tres, cuatro, y cinco años podrás observar un mundo lleno de símbolos y enriquecido por un pensamiento lleno de magia: imitaciones, cuentos inventados, etc. Esto lo podrás disfrutar en todos los momentos durante el juego de tu hij@. El juego es un extraordinario alimento para el desarrollo de su pensamiento y para la comprensión de sí mismo y del mundo que le rodea.

Durante la edad preescolar, también es común como parte del desarrollo normal, que tu hij@ se sienta atraíd@ fuertemente por el progenitor del sexo opuesto. Esto es, si es una mujer, querrá ser la Reina de papá y si es hombre querrá ser el Rey de mamá. Incluso jugarán con sentido de propiedad "este es mío", o "esta es mía".

Quiero prevenirte de la tentación de comportarse como si fueran pareja. Generalmente eso tiende a confundir a los niños, por lo tanto quiero pedirte que NO permitas comportamientos de tu hij@ como si fuera tu pareja, aunque te sientas francamente enamorada, pues eso podría hacer menos fácil su camino hacia la comprensión de roles.

También de los tres a los cinco años las investigaciones que antes eran tocando, jalando, empujando y aventando ahora las llevará a cabo de manera verbal de tal forma que a través de sus CONSTANTES PREGUNTAS podrás reconocer los significados que le está dando al mundo que le rodea como por ejemplo, podría preguntarte "mamá, ¿después de sacar la leche de las vacas las tiran?".

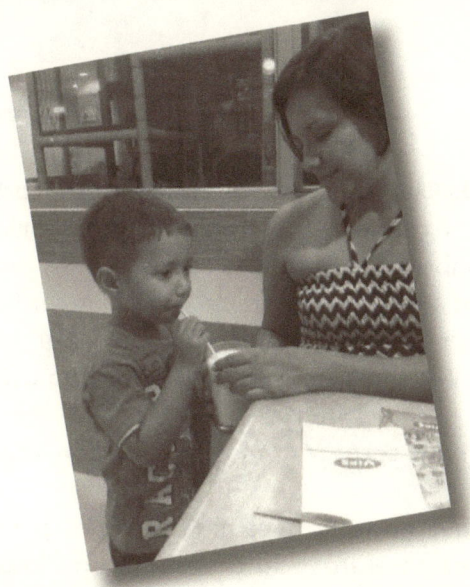

De repente te puedes enfrentar a preguntas ACERCA DE LA MUERTE, y verás que esto puede causarle cierta angustia a tu hij@, recuerda que tú sigues siendo la fuente de seguridad más importante en esta etapa de su vida, así que el simple hecho de contemplar la posibilidad de que desaparezcas le resulta inquietante. Sin embargo, esto también es normal y pasajero.

También quizás observes cierto miedo a piñatas o a payasos, pues son experiencias nuevas que seguramente por su intensidad le pueden resultar estresantes. En este caso, te recomiendo que permanezcas a su lado y trates de explicarle los significados, seguramente que a tu lado cualquier experiencia por más intensa que parezca podrá vivirla con mayor facilidad que con cualquier otra persona.

Te sorprenderá todo lo que tu hij@ ha aprendido de ti... tan solo porque TE HA ESTADO OBSERVANDO desde que nació.

Te recuerdo LOS NIÑOS APRENDEN MÁS DE LO QUE VEN QUE DE LO QUE ESCUCHAN. En esta etapa hasta podrás verlo como imita tus comportamientos o los de su papá

A Manera de Conclusión

Tener un hij@ es una aventura diferente para cada persona, pues todos tenemos experiencias, creencias, conocimientos y valores diferentes. Sin embargo, quiero que sepas que los problemas afectivos que son causados en el desarrollo de cualquier ser humano tienen que ver principalmente con el abandono o bien por falta de cuidados maternos, es por ello que este libro está dedicado a...

ti que serás MAMÁ POR PRIMERA VEZ!!

Quiero pedirte que no te juzgues ni te critiques por los "errores" que creas que cometes en el trayecto de esta maravillosa experiencia. Por favor tómalos como parte de tu transformación, pues la llegada de un hijo, en verdad nos cambia la vida por completo.

También quiero pedirte que crezcas con tu hij@, así como su desarrollo se va manifestando en pequeños cambios donde logros y riesgos están presente en cada momento, también tu evolución como mamá presenta logros y riesgos que enriquecen tus aprendizajes.

Estoy convencida de que ser BUENA MAMÁ tiene una estrecha relación con ser BUENA CONTIGO en cada momento del desarrollo de tu hij@. Erick Fromm en su libro "El Arte de Amar" comenta que el amor materno presenta dos aspectos:

1. Es el cuidado y la responsabilidad que son necesarios para la conservación de la vida del niño y su crecimiento y dice que esto es como "dar leche" y

2. La actitud que inculca en el niño EL AMOR A LA VIDA, QUE ES CAPAZ DE CREAR UN SENTIMIENTO DE QUE *ES BUENO ESTAR VIVO,* que es una suerte haber nacido. Esto es como "dar miel"

En palabras textuales de su libro... "El Arte de Amar"

"...El amor de la madre a la vida es tan contagioso como su ansiedad"

"... una madre debe ser no sólo una <buena madre> sino una persona feliz..."